PROF. DR. MED. MARION KIECHLE | JULIE GORKOW

Tag für Tag leichter
Unsere Schlankheitsformel für Frauen

Inhalt

Das »Tag für Tag leichter«-Prinzip 139

Warum dieses Buch?

» Als Professorin für Frauenheilkunde und als Journalistin haben wir beide von Berufswegen vor allem mit Ihnen zu tun, liebe Leserin. Wir setzen uns tagtäglich mit all den Themen auseinander, die Frauen bewegen und für sie wichtig sind. Und stellen dabei immer wieder fest: Viele beschäftigen sich häufig mit sich und ihrem Körper und wissen bei der Masse an Informationen über Ernährung und Gesundheit nicht, wo sie ansetzen können. In diesem Buch stellen wir den brandaktuellen Stand der Forschung vor und legen dar, was wirklich Gewicht hat – und wie es Ihnen gelingt, zu einer intuitiven Ernährung zu finden, die Ihr Wohlbefinden und Ihre Gesundheit signifikant steigert.

EIN WORT ZUVOR

Sie halten unser Buch in Händen – ein Buch über gesunde Ernährung und cleveres Gewichtsmanagement, das wir speziell für Sie geschrieben haben. Wenn Sie sich für das Thema Ernährung interessieren, gilt für Sie das, was wir auch schon in unserem ersten Buch über die Alterungsprozesse geschrieben haben: Wissen ist Macht! In der heutigen Zeit entstehen unserer Erfahrung nach bei vielen Frauen genau dazu häufig Fragen. Was bedeutet überhaupt Wissen in Zeiten, in denen ein Ernährungstrend den anderen jagt und jeden Monat eine neue Diät in Zeitschriften vorgeschlagen wird? Wir wetten, dass Sie sich bereits ausgesprochen viel zu diesem Thema rund um den eigenen Körper einverleibt haben. Und sicherlich kennen Sie viele der vermeintlich ultimativen Formeln (»Weg mit dem Speck in 10 Tagen«), hippen Modeerscheinungen (»Keto-Diät«) oder neuen Erkenntnisse der Ernährungsmedizin, die in den Medien angepriesen werden.

Wir stellen in unserer täglichen Arbeit oft fest, dass es den meisten Frauen gleich geht: Sie setzen sich viel mit Gesundheit und Ernährung auseinander und haben dennoch oftmals nicht das Gefühl, dass sich dies nachhaltig auf ihre Figur und ihr Wohlbefinden auswirkt. Bei der schieren Masse an Informationen braucht es eine Richtschnur, wie diese einzuordnen sind. Welche davon machen wirklich Sinn? Welchen Ernährungshype ignoriert man besser? Was muss man wirklich wissen, um sich nicht im Ernährungsdschungel zu verlaufen, sondern sich stressfrei gesund zu ernähren und die Pfunde nachhaltig schmelzen zu lassen?

Unser Anspruch ist es, Ihnen brandaktuelle Informationen zu diesen Themen zu liefern. Dazu hätten wir Tausende von Studien aus den vergangenen Jahren bis zum heutigen Tag zu Ernährung hier berücksichtigen können. Wir haben die in unseren Augen wichtigsten und neuesten Forschungsergebnisse ausgewählt, ausgewertet und für Sie in den Alltag übersetzt. Wie so oft im Leben gilt auch hier: Qualität geht vor Quantität. Bei jeder zitierten Studie finden Sie eine Ziffer in Klammern vor und den entsprechenden Nachweis im Anhang ab Seite 216.

Zunächst geht es also in unserem Buch um die große Rolle, die Ernährung in unserer Gesellschaft spielt, und welch erheblichen Einfluss sie auf die Gesundheit hat. Danach erfahren Sie alles Wichtige zum Thema Gewichtsmanagement und welche Faktoren Ihr Gewicht mitbestimmen – von der optimalen Nährstoffverteilung, über den Einfluss des Mikrobioms und des Hormonhaushalts bis hin zur Wichtigkeit Ihrer psychischen Verfassung und noch vieles mehr. Im letzten Buchteil ab Seite 138 stellen wir Ihnen das »Tag für Tag leichter«-Prinzip vor und wie Sie damit den Weg zu einer intuitiven und gesunden Ernährungsweise finden. Wir möchten Ihnen zeigen, wie Sie Ihre Gesundheit Tag für Tag selbst in die Hand nehmen können.

WOHER KOMMT DER WIRBEL UMS ESSEN?

Wir leben in einer Optimierungsgesellschaft. Wer wir sind, wie wir leben, wie wir aussehen – alles ist transparenter als früher. Wir präsentieren uns der Welt über Facebook, Instagram oder Twitter, und zwar immer im besten Licht: So wollen wir gesehen werden! Die wenigen, die um die Social-Media-Kanäle einen Bogen machen, kriegen es auf anderen Wegen präsentiert – über klassische Medien oder Werbekampagnen: Gesund leben und gut aussehen ist das Maß aller Dinge.

Vielen von uns ist einerseits bewusst, dass wir uns nicht zu optimieren brauchen (und schon gar nicht für ein Foto bei Facebook oder Instagram). Auch dass ein paar Kilos zu viel auf der Waage weder der Gesundheit schaden (im Gegenteil!), noch objektiv unser Aussehen negativ verändern oder uns sonstige Nachteile verschaffen, würden die meisten von uns sofort unterschreiben.

Und dennoch gibt es auch das Andererseits: Der Zweifel nagt an vielen Frauen. Der Einfluss der Medien, unsere Erziehung und der eigene Selbstbeurteilungsdrang führen dazu, dass für die meisten von uns das Schönheitsideal immer noch eine schlanke, straffe Körpersilhouette ist. Und selbst für diejenigen, die sich am sogenannten Wohlfühlgewicht orientieren, lautet die Formel stets: Um es zu erreichen, braucht es einen gesunden Ernährungsplan.

ÜBERGEWICHT KANN KRANK MACHEN

Man sieht daran: Unsere Ernährung ist für uns ein hochrelevantes Thema geworden. Übergewicht und Adipositas sind weltweit auf dem Vormarsch und begünstigen das Auftreten vieler Erkrankungen. Warum das so ist? Die veränderte und gesteigerte Stoffwechsellage regt die Zellteilung an und kann zu vermehrtem Auftreten von verschiedenen Erkrankungen und im schlimmsten Fall sogar zu Krebs führen. Bei der Frau sind das insbesondere Brust- und Magen-Darm-Krebs, aber auch Gebärmutter, Speiseröhre, Leber, Niere und Bauchspeicheldrüse können betroffen sein.

Wissenschaftler des Deutschen Krebsforschungszentrums (DKFZ) haben 2018 berechnet, dass in Deutschland 37 Prozent aller Krebserkrankungen auf einen ungesunden Lebensstil zurückzuführen sind. Darunter werden Rauchen, erhöhter Alkoholkonsum, mangelnde Bewegung, Infektionen, einige Umweltfaktoren, Übergewicht sowie eine falsche Ernährungsweise zusammengefasst. Was daraus rückgeschlossen werden kann: Diese Krebsfälle sind potenziell vermeidbar. Doch nicht nur das: Auch Stoffwechselerkrankungen wie Diabetes mellitus oder erhöhte Blutfettwerte sowie Herzinfarkt, Bluthochdruck und Gefäßverkalkung sind bei übergewichtigen Menschen vermehrt anzutreffen. Durch Übergewicht kann darüber hinaus die Fruchtbarkeit von Frauen negativ beeinflusst werden; mehr darüber erfahren Sie ab Seite 93. Es gibt praktisch kein Organ, das über kurz oder lang nicht darunter leidet und erkrankt – auch das Gehirn und die Seele.

VERHEERENDES AUSMASS VON ÜBERGEWICHT

Weltweit haben zwei Milliarden Menschen Gesundheitsprobleme, die durch Übergewicht entstanden sind. Nicht verwunderlich sind daher die Ergebnisse einer im Fachmagazin »The Lancet« publizierten, groß angelegten Studie aus dem Jahr 2019 (1): Sie zeigt auf, dass mittlerweile jeder fünfte Todesfall in der Welt auf eine falsche Ernährung zurückzuführen ist. Als ungesund wurden das Essen von zu vielem roten und verarbeiteten Fleisch, zu viele zuckerhaltige Getränke und zu wenig Obst, Gemüse und Vollkornprodukte bewertet. Damit ist klar, dass eine schlechte Ernährung für mehr Todesfälle verantwortlich ist als jeder andere Risikofaktor auf der Welt. Deutschland steht übrigens in der Weltrangliste auf Platz 25 der Länder mit dem ungesündesten Essen.

Laut Robert-Koch-Institut sind 53 Prozent der Frauen und 67 Prozent der Männer in Deutschland übergewichtig. 25 Prozent der Frauen und Männer sind adipös (BMI 30 oder mehr). Die Ursachen hierfür liegen nicht nur an den schlechten Essgewohnheiten, sondern auch daran, dass Übergewicht unsere Gene auf Fettleibigkeit umprogrammieren kann. Viele Menschen sind zu dick, weil ihre Eltern adipös sind. Und das nicht nur, weil sie die Essgewohnheiten der Eltern übernommen haben, sondern weil deren Ernährung die Keimzellen in Richtung Übergewicht geprägt haben und das Zuviel an Pfunden den Kindern damit bereits in die Wiege gelegt wurde. Dieser Umstand trifft übrigens nicht nur auf weibliche Keimzellen zu, sondern auch auf Spermien.

Eine in der Fachzeitschrift »Diabetologia« veröffentlichte Studie der Universität Potsdam aus dem Jahr 2018 bestätigt dies eindrucksvoll (2): Männliche Ratten, die mit sehr fetthaltigem Essen gefüttert wurden und im Zuge dessen an Gewicht zulegten, zeugten mit normalgewichtigen, gesunden Weibchen übergewichtige und größere Nachkommen. Waren die Weibchen selbst übergewichtig, trat zusätzlich Diabetes mellitus beim Nachwuchs auf. Die Ernährungssünden der Eltern, auch die des Vaters, gravieren sich in die Erbinformation der Fortpflanzungszellen ein und werden dann an die Kinder weitervererbt.

Nicht nur für die eigene Gesundheit, sondern auch im Zuge der Familienplanung macht es Sinn, sein Essverhalten umzustellen – und so für den eigenen Nachwuchs einen wichtigen Grundstein zu legen. Doch wenn die eigene Ernährung solch erhebliche Auswirkungen hat, muss dann nicht am größeren Rad gedreht werden?

WER TRÄGT DIE VERANTWORTUNG?

Portugal hat Adipositas seit 2004 offiziell als chronische Krankheit anerkannt, ebenso fordern mehrere Adipositas-Organisationen, Fettleibigkeit endlich als Krankheit einzustufen. Die Politik wird zum Handeln aufgefordert. Sie soll für vorbeugende Maßnahmen sorgen, um die katastrophalen Ausmaße einzudämmen. Eine Fett- und Zuckersteuer wird ausgerufen, Fertiggerichte sollen gesünder werden, die Verpackungen von Lebensmitteln noch detaillierter über Zuckergehalt, Zusatzstoffe und Herstellung informieren. Wird Fettleibigkeit als chronische Krankheit definiert, dann könnten Regierungen durch verschiedene Reglementierungen dazu beitragen, dass Fettleibigkeit auf höchster Ebene bekämpft wird.

Sicherlich hilfreich. Und doch gilt es zu beachten: Natürlich ist grundsätzlich das Essverhalten jedes Einzelnen entscheidend. Denn auch wenn für uns mehr gesündere Lebensmittel zur Verfügung stehen und die Zusammensetzung dieser transparenter und verständlicher wird (Stichwort »Nutri-Score«), garantiert dies leider nicht, dass wir auch automatisch das vernünftige Maß von Fett, Kohlenhydraten und Proteinen finden. Der Schlüssel liegt darin, das vielschichtige System Ernährung zu verstehen und die Wirkungsweise von Nahrung zu kennen. Für Frauen kommen zudem weitere entscheidende Parameter zum Tragen. Nur wenn Sie alle Faktoren kennen, können Sie Ihr Ziel – gesund und nachhaltig Gewicht verlieren und dieses halten – erreichen.

NOCH EIN WORT ZU BODYSHAMING

In unserer Gesellschaft spielt Aussehen eine große Rolle. Von Werbeplakaten lächeln uns meist durchtrainierte Models und leider kaum Frauen mit normal schönen Körpern entgegen. Was wir bei unserer Recherche festgestellt haben: Es ist ein schmaler Grat, ein Abnehmbuch für Frauen zu schreiben und trotzdem nicht das Gefühl zu vermitteln, selbst in alten Denkmustern verhaftet zu sein. Wir wollen keiner Frau das Gefühl geben, eine Diät machen zu müssen. Es geht uns darum, mit Ernährungsmythen aufzuräumen. Dazu gehört auch, dass nicht jeder, der schlank ist, auch tatsächlich gesund ist (Stichwort TOFIs, die englische Abkürzung für »Thin outside, fat inside«, siehe Seite 27). Und auch nicht jeder, der sich gesund ernährt, ist automatisch schlank. Wir wollen beleuchten, woran das liegt. Es soll um echte Gesundheit gehen – darum, dass Sie sich wohl in Ihrer Haut fühlen, Ihr Leben aktiv gestalten und Ihren eigenen Weg zu einer intuitiven Ernährung finden. Mit dem richtigen Know-how ist dies leichter, als Sie denken.

Essen – was ist denn eigentlich normal?

» Wir sind umgeben von Essen, Foodtrends und einer Masse an Ernährungsempfehlungen. Gleichzeitig sind die Menschen so dick wie noch nie – Übergewicht nimmt weltweit laut WHO epidemische Ausmaße an. Deshalb klären wir zunächst die Kernfragen: Was bedeutet Essen eigentlich? Und wie stellen Sie fest, wie es um Ihre Gesundheit und Ihr Gewicht tatsächlich bestellt ist?

WAS VERSTEHT MAN EIGENTLICH UNTER ESSEN?

Fangen wir zunächst ganz von vorne an – mit den Definitionen rund um das, was bei uns auf den Teller kommt. Weshalb essen wir denn eigentlich? Laut Ernährungspsychologie zielen unsere primären Motive beim Essen auf das Geschmackserlebnis ab – und selbstverständlich darauf, unseren Hunger zu stillen. Die sekundären Motive dagegen sind erheblich zahlreicher. Denn während es bei dem Begriff »Ernährung« nur um die physiologische Wirkung geht, umfasst der Begriff »Essen« das gesamte Erlebnis – mit den sozialen Aspekten, der Stimmung und allem, was beim Essen wahrgenommen wird.

Es schwingt also eine immense Dimension mit, die man sich erst einmal bewusst machen sollte. Und dabei lässt sich feststellen: Wir alle nehmen zwar jeden Tag Nahrung zu uns, aber nicht unbedingt so, wie es die Natur für uns Menschen vorgesehen hat – oder was gut für uns, unser Wohlbefinden und unsere Gesundheit wäre. Oder wann haben Sie das letzte Mal ein wirkliches Hungergefühl verspürt? Dieses Magenknurren, dass einem in Gesellschaft oft peinlich ist – warum eigentlich? Weil wir nicht wollen, dass andere hören, dass wir furchtbar hungrig sind? Auch wenn viele von uns es verlernt haben: Dieses Gefühl ist das körperliche Startsignal für uns, sich um Nahrungsaufnahme zu kümmern.

AUS WELCHEN GRÜNDEN ESSEN WIR?

Stattdessen essen wir oft aus anderen Gründen: aus Einsamkeit, Langeweile, Angst, Stress oder Frust – was dann als »emotionales Essen« bezeichnet wird. Oder auch aus Geselligkeit (wenn wir vielleicht gar keinen wirklichen Hunger haben) oder aus der reinen Freude am Genuss (dann auch gerne mal zu viel). Oft sind uns die Motive gar nicht richtig bewusst.

VON DER NAHRUNGSKNAPPHEIT ZUM ÜBERANGEBOT

Reflektieren wir, wofür die Nahrungsaufnahme eigentlich gedacht ist, so schärfen wir unsere Achtsamkeit beim Essen und Einkaufen. Diese brauchen wir besonders in unserem heutigen Alltag, um das üppige Nahrungsangebot – denken Sie alleine an das schier endlose Kühlregal mit Milchprodukten im Supermarkt – realistisch wahrzunehmen und uns das permanente Überangebot bewusst zu machen. Nach Erkenntnissen der Ernährungspsychologie wurde Essen erst durch ebendieses Überangebot zum umfassenden gesellschaftlichen Thema. Während auch zu früheren Zeiten Mahlzeiten für Wohlhabende identitätsstiftend waren, ernährte sich der Großteil der Bevölkerung meist von Kartoffeln und Gemüse. Fleisch gab es nur ab und zu. Gehen wir in der Geschichte noch weiter zurück, landen wir bei der sogenannten Steinzeiternährung, die eine Zeit lang in aller Munde war. Doch wie sah die Kost von Neandertalern und Homo sapiens denn aus? Anhänger der »Paleo-Diät« empfehlen damals vermeintlich verfügbare Lebensmittel. Vermeintlich deshalb, weil genauere Kenntnisse darüber, was unsere Urahnen wirklich gegessen haben, noch immer Gegenstand der Forschung sind. Geht es nach den Befürwortern der »Paleo-Diät«, bestand der Speiseplan damals aus Gemüse, Obst, Nusskernen sowie Fleisch, Fisch und Meeresfrüchten, die deshalb zu den empfohlenen Lebensmitteln gehören. Auf der Verbotsliste stehen Getreide, Hülsenfrüchte, Zucker und Milchprodukte, da es diese Lebensmittel damals nicht gegeben haben soll. Die Ernährungsform bietet kein einheitliches Konzept, es soll grundsätzlich das gegessen werden, was gejagt, gefischt, gesammelt und gepflückt werden konnte. Deckt sich dies denn tatsächlich mit den Erkenntnissen darüber, was Menschen zu dieser Zeit zu sich genommen haben?

15

Um das herauszufinden, schauen sich Wissenschaftler das Wachstumsmuster der Zähne unserer Ahnen an und können so konkretere Hinweise auf ihre Ernährung ausmachen, ähnlich wie bei den Jahresringen eines Baumes. Was in jedem Fall feststellbar ist: Ziel unserer Vorfahren waren Lebensmittel, die zur Fettanreicherung dienten, um sich sozusagen einen eigenen Kühlschrank anzulegen und so für schlechte Zeiten oder im Falle existenzieller Bedrohung gewappnet zu sein. Will heißen: Fettreserven sind seit jeher evolutionsbiologisch en vogue.

DIE HANDBREMSE DER FETTVERBRENNUNG

Unvorstellbar ist dieser Umstand für uns, wo wir doch heute extrem damit beschäftigt sind, möglichst viel Fett loszuwerden, also zu »verstoffwechseln«. Auch wenn sich das Ernährungsbewusstsein gerade ändert und das zu Unrecht verteufelte Fett als gesunder Energie- und Vitaminlieferant gilt sowie als exzellenter Geschmacksträger gefeiert wird – das Allerletzte, was wir an unserem Körper ansammeln wollen, ist Fett. Dazu erschien 2019 eine interessante Studie an der New York University (3). Forscher entdeckten einen molekularen Trick der Natur, der uns vor dem Verhungern schützt bzw. dafür sorgt, dass unser Fett möglichst nicht vollständig davonschmilzt. Sie fanden heraus, dass Zellstress durch Überessen und Zellstress aus Hunger denselben Effekt haben. In beiden Fällen wird die Handbremse der Fettverbrennung angezogen. Verantwortlich dafür ist das Protein RAGE, das an der Oberfläche der Fettzellen sitzt und dessen natürliche Funktion es ist, den Abbau von gespeichertem Fett angesichts von Stress zu stoppen. Aktiviert wird die Proteinstoffwechsel-Bremse (»RAGE-Break«) durch Glykationsendprodukte (AGEs), die entstehen, wenn sich Blutzucker mit Proteinen und Fetten verbindet oder auch, wenn Zellen absterben. Anhand des Versuchs mit Mäusen zeigte sich: Nach der Entfernung des RAGE-Proteins von den Fettzellen nahmen die Mäuse trotz einer dreimonatigen Fütterung von Nahrung mit einem hohen Fettgehalt bei gleichbleibender Nahrungsmenge und demselben Bewegungslevel bis zu 75 Prozent weniger Gewicht zu als Mäuse mit der RAGE-Bremse. Pflanzte man Mäusen wiederum Fettgewebe ohne RAGE-Protein ein, verringerte sich ebenfalls die Gewichtszunahme. Ein wichtiger Fakt, wie unsere Lebensumstände maßgeblich unser Gewicht beeinflussen. Denn wer hat nie Stress und schlägt beim Essen nicht auch einmal über die Stränge?

DEN HUNGER WIEDER SPÜREN

Und was nun? Wir laufen also durch eine Welt voller Köstlichkeiten und kulinarischer Versuchungen, essen definitiv zu viel und zu oft. Die Folge ist, dass uns unser Hungergefühl abhandengekommen ist und die natürliche Balance zwischen den vier wesentlichen Faktoren Appetit, Hunger, Essen und Sättigungsgefühl aus dem Gleichgewicht geraten ist. Aus diesem Grund werden wir uns ab Seite 127 unter anderem mit unserem Gehirn beschäftigen, denn der Hypothalamus, ein Teil des Zwischenhirns, reguliert Hunger und Sättigung, indem er Signale aus unserem Körper wahrnimmt. Sie sehen daran: Gesunde Ernährung fängt buchstäblich im Kopf an. Der erste Schritt ist es, den echten körperlichen Hunger wahrzunehmen. Je weniger der Magen zum Verarbeiten hat, desto mehr macht er sich bemerkbar, beginnt durch die Kontraktion der Magenwand mit uns zu kommunizieren und uns »anzuknurren«. Natürlich müssen Sie jetzt nicht immer bis zum Magenknurren warten, um Mahlzeiten zu sich zu nehmen. Es ist aber eine interessante und wichtige Erfahrung für uns, das Hungergefühl wiederzuentdecken, da wir es durch das viele Herumsnacken und den zu kurzen Abständen zwischen den Mahlzeiten kaum mehr zu dieser körperlichen Reaktion kommen lassen.

Auch wir beide mussten wieder lernen, auf das Hungergefühl zu achten. Dabei hat uns das Spontan-Intervallfasten geholfen. Haben wir zum Beispiel wegen einer Essenseinladung am Abend zuvor zu viel und auch zu spät gegessen, dann überspringen wir am nächsten Tag das Frühstück und trinken nur einen Tee oder Kaffee. Spätestens um 12 Uhr rumort unser Magen auf Hochtouren, der Körper verlangt nach Essen. Daher lautet unsere Empfehlung: Probieren Sie es einmal aus, Sie werden sofort erkennen, dass es sich nicht um Appetit, sondern um echten Hunger handelt. Mehr darüber ab Seite 163.

ENTFREMDUNG VOM ESSEN

Nahrung hat eine solch absurde Bedeutung bekommen, dass immer wieder sonderbare Phänomene auftreten. »Food Porn«, oder genauer #foodporn, ist nur ein Trend von vielen Kochblogs, Instagram und Facebook, der die letzten Jahre zig Millionen Fotos von Mahlzeiten fabrizierte und aktuell bei Instagram stolze 211 Millionen Beiträge aufweist. Der Gedanke dahinter ist, dass Essen so köstlich, reizvoll und genussvoll sei wie Sex. Da wir alle zu hypervisualisierten Menschen mutiert sind, springen wir leicht auf die Fotos von farbenfrohen und delikaten Sommersalatvariationen und üppigen Trüffelnudelbildern an.
Immerhin haben 61 Prozent der Deutschen schon einmal ihr Essen abgelichtet. Gehören Sie auch zu den Sendern und Empfängern solcher Bilder? Aber Vorsicht, was wir schon lange geahnt haben, ist nun bewiesen: Alleine der Anblick von leckeren Gerichten macht uns hungrig, erhöhen doch alleine schon die Fotos das

Hormon Ghrelin im Blut, das unser Essverhalten und auch die körperlichen Prozesse der Nahrungsverwertung steuert.

Essen wird in den sozialen Medien hochemotionalisiert, was auch den Erfolg der unendlich vielen Foodblogs erklärt. Vermutlich war Essen noch nie so beliebt wie heute, Nahrung noch nie ihrer eigentlichen Bestimmung so weit entfremdet. Die Tatsache, dass wir permanent umgeben sind von Essen in Form von Bildern, Trends und vor allem Angeboten, verwundert es nicht, wie viele Menschen ein merkwürdiges oder auch gestörtes Verhältnis zum Essen bekommen haben. Man könnte es so formulieren: Wir essen, wenn wir Hunger haben, und wenn wir keinen Hunger haben, dann essen wir auch oder beschäftigen uns zumindest mit dem Thema.

FIXIERUNG AUF NAHRUNG

Krankhaftes Essen ist leider kein seltenes Phänomen, wir werden später darauf genauer eingehen. Deshalb die Frage von uns: Wie oft denken Sie übers Essen nach – und mit welchen Gefühlen? Wenn Sie diejenige sind, die überwiegend einkaufen geht und für sich und/oder andere einmal oder mehrmals am Tag Essen zubereitet, dann beschäftigen Sie sich vermutlich intensiv damit. Dies ist normal und für uns alle unumgänglich. Wir brauchen die Energie, den Brennstoff für unseren Körper und es ist gut und richtig, über das Essen nachzudenken.

Aber der Grat zu einer unnatürlichen Beziehung zur Nahrung oder gar einer Essstörung ist schmal. Handelt es sich um ein intelligentes Reduzieren von Kalorien und eine positive Fixierung auf gesunde Kost, um das Wohlfühlgewicht zu erreichen? Oder versuchen wir den »nicht perfekten Körper« mit einem einseitigen oder gestörten Essverhalten zu optimieren? Wann wird aus der Beschäftigung mit der Nahrungsaufnahme eine Sucht?

MÖGLICHST REIN MUSS ES SEIN

Auch aus einem gesunden Essverhalten kann eine Störung resultieren. Die »Orthorexia nervosa« gilt als ein neuartiges Phänomen, bei dem die Betroffenen zwanghaft auf gesundes Essen fixiert sind und nur noch ein Ziel haben: gesunde und »reine« Nahrungsmittel zu sich zu nehmen, aus Angst, den eigenen Körper zu verunreinigen. Das hat Priorität und alles andere im Alltag wird untergeordnet. Ein rigider Ernährungsplan mit vielen Verboten wird erstellt. Begleitet wird die Essstörung durch Mangel- und Fehlernährung und häufig mit sozialer Isolation aufgrund der strikten Vorgaben. Gewichtsverlust spielt hier übrigens keine Rolle. Da Essstörungen zunehmen, liefern wir ab Seite 134 einen kurzen Überblick, benennen die Folgen und erklären, wie man sie erkennt und behandelt.

ZUM ESSEN GEHÖRT AUCH DER GENUSS

Bevor wir uns den wichtigen Informationen rund ums Gewichtsmanagement widmen, zunächst noch zwei Anekdoten.

Ich (Julie) war vor Kurzem bei einer guten Freundin zum Abendessen eingeladen. Da sie Ernährungsberaterin ist, setzte ich voraus, dass es nicht nur ein köstliches, sondern auch ein gesundes Dinner werden würde. Irgendwas mit Fisch vielleicht, ein bisschen Wokgemüse, so etwas in der Richtung. Nun raten Sie einmal, was auf dem Tisch stand? Eine bayerische Brotzeit mit Fleischpflanzerl, Senf, Serranoschinken sowie Tomaten. Dazu Gewürzgurken, mehrere Käsesorten und – Weißbrot. Allerdings aus Dinkel, was meine Verwirrtheit ein wenig milderte. Sehen Sie, was ich meine? Wir alle neigen dazu, unsere Kost zu scannen, sind auf gesundes Essen fixiert, haben Regulierungen im Kopf, anstatt auch einfach einmal »nur« zu essen und zu genießen. Das haben wir dann auch getan.

Ein Beispiel, das verdeutlichen soll: Meine Freundin achtet auf sich und ernährt sich deshalb gesund. Und trotzdem bestätigen Ausnahmen die Regel. Machen Sie sich also bitte nicht zum Sklaven Ihrer Ernährung. Das Essen ist für Sie da – nicht Sie für das Essen. Nehmen Sie den Druck raus, erlauben Sie sich bewusst Ernährungssünden. Genuss und Lebensfreude – auch darum essen wir! Doch für die meisten Frauen sieht das in der Tat anders aus. Mehr als 80 Prozent aller befragten Frauen in Deutschland gaben in einer aktuellen Umfrage an, in den letzten zwei Jahren einen Diätversuch unternommen zu haben. Das sind sage und schreibe vier von fünf Frauen!

Ich (Marion) gehöre übrigens auch dazu. Meine erste Diät machte ich mit 18 Jahren. Etwa sechs Monate nach dem Abitur brachte ich gute 12 Kilogramm zu viel auf die Waage. Meine erste Frage galt natürlich dem »Warum«: Weshalb habe ich denn überhaupt so viel an Gewicht zugelegt? Ich begann den Kaloriengehalt all meiner Lebensmittel zu addieren und mich auch mit meinem tatsächlichen Energieverbrauch zu beschäftigen. Die Selbstbilanz war eindeutig: Ich wusste genau, woran es lag – und ich hätte mir diese präzise Analyse sparen können. Insgeheim ahnte ich schon, dass zuviel Süßes und Fettes nicht gut für die Figur ist. Mein Essen in der Schulzeit bestand aus insgesamt fünf Mahlzeiten pro Tag: Frühstück (Cornflakes oder Müsli, es musste immer schnell gehen) – Pausensnack (meist Butterbrezel oder Rosinenschnecke plus Kakao) – Mittagessen (warm, meist Kartoffeln oder Nudeln plus Fleisch, Fisch oder Geflügel sowie Gemüse oder Salat) – Nachmittagskuchen oder Schokoriegel und natürlich Abendbrot. Allerdings stand jeden Tag Bewegung auf meinem Stundenplan: Allein der Schulweg bestand aus zweimal 30 Minuten Radfahren. Hinzu kam der Schulsport sowie mein Schwimm- und Volleyballtraining mit jeweils vier Stunden pro Woche. Nach dem Abitur fiel mein Sportprogramm weg – mein Essverhalten blieb jedoch das gleiche. Ich aß weiterhin fünf Mahlzeiten am Tag – aus Gewohnheit und keinesfalls aus Hunger. Der Blick in den Spiegel, die Reaktionen meiner Freundinnen und der Familie gaben mir den Rest: Nun begann ich auch noch, aus Frust zu essen. Bei einem Shoppingbummel mit meiner Mutter stellte ich fest, dass ich auf Kleidergröße 44 zusteuerte. Das löste bei mir den finalen inneren Alarm aus. Bis dahin hatte ich aus heutiger Sicht alles richtig gemacht: Selbstanalyse meines Ess- und Bewegungsverhaltens sowie meiner Motivation. Nur die Lösung war fatal: Eine Crash-Diät musste her. Hollywood-Diät, Atkins-Diät, FDH und Trennkost, um nur einige zu nennen. Meine Motivation war riesengroß, aber ich hatte unglaublichen Hunger mit Kreislaufproblemen oder wahnsinnigen Appetit auf gerade das, was verboten war. Das Ende können Sie sich vorstellen – ich wog mehr als zuvor. Ich habe mir damals geschworen, nie wieder eine Diät zu machen, insbesondere eine, die mir verbietet, etwas zu essen, oder die einen unrealistischen Gewichtsverlust verspricht.

DIE FOLGEN VON EINSEITIGER ERNÄHRUNG

Aus heutiger medizinischer Sicht ist klar: Einseitige Diäten sind ungesund und führen außerdem zur Abnahme von Muskeln und nicht überwiegend von Fett, was das eigentliche Ziel ist. Sie können sogar lebensgefährlich sein. Eine 40-jährige Frau soll beispielsweise an den Folgen der Übersäuerung des Stoffwechsels (sogenannte Ketoazidose) durch die Atkins-Diät gestorben sein. Auch kann die Kohlsuppendiät für Menschen, die blutverdünnende Medikamente einnehmen, gefährlich werden. Kohlsuppen enthalten verhältnismäßig viel an Vitamin K, was die Wirkung von manchen

Blutverdünnern verringern oder aufheben kann. Für Menschen mit einer Thrombosegefahr ist dies eine fatale Situation. Einseitige Diäten, wie die bereits angesprochene »Paleo-Diät«, sind auf Dauer nicht empfehlenswert, da sie möglicherweise zu einem Nährstoffmangel führen können. Doch woran lässt sich genau festmachen, ob wir ein echtes Gewichtsproblem haben, um das wir uns aus gesundheitlichen Gründen kümmern müssen – oder eben nicht?

DIE MESSPARAMETER FÜR ÜBERGEWICHT

Zur Beurteilung und Bewertung haben sich in erster Linie zwei einfache Messmethoden durchgesetzt: der Body-Mass-Index (BMI) und der Taillenumfang (ab Seite 25). Für die Bestimmung benötigt man lediglich ein flexibles Maßband und eine Waage. Um den BMI zu berechnen, teilen Sie Ihr Körpergewicht durch die Größe in Metern im Quadrat. Beispielsweise hat eine Frau mit einer Größe von 170 Zentimeter und einem Gewicht von 65 Kilogramm einen BMI von 22 (65 kg geteilt durch 2,89 (= 1,7 m²)). Beim BMI wird nicht zwischen Fettgewebe, das uns ja eigentlich interessiert, und Muskelgewebe unterschieden. Somit kann bei sehr muskulösen Personen der Wert zu hoch ausfallen. Bei den meisten von uns zeigt der BMI jedoch, ob wir zu viel Speck auf den Rippen haben oder nicht. Grundsätzlich gilt: Ein BMI zwischen 19 und 25 ist normal. Untergewicht besteht ab einem BMI unter 19, Übergewicht ab einem BMI über 25 und schweres Übergewicht (Adipositas) ab einem BMI über 30.

LEBENSERWARTUNG UND BMI

Sie haben möglicherweise einen normalen oder leicht erhöhten BMI und wollen Ihr Gewicht aber eher in den unteren Bereich bringen? Hier lohnt sich aus gesundheitlichen Aspekten in jedem

Fall, auch einen Blick auf Ihr Alter und Ihr Geschlecht zu werfen. Denn der Normalbereich von 19 bis 25 kg/m^2 gilt nur für Frauen in einem Alter von 19 bis etwa 50 Jahren. Danach sind teilweise höhere Werte besser für die Gesundheit. Hierzu haben Forscher mehr als zehn Millionen Menschen aus allen Kontinenten der Welt hinsichtlich ihres BMIs und ihrer Lebenserwartung untersucht. Sie stellten dabei fest, dass der optimale BMI für eine hohe Lebenserwartung abhängig ist von Alter, Geschlecht und Herkunft (für Asiaten gelten andere Normwerte als für Europäer). Menschen mit einem leichten Übergewicht (BMI von 25 bis 29) haben ab einem gewissen Alter eine längere Lebenserwartung. Das ist auch vollkommen logisch, denn je älter wir werden, desto größer sind leider die Chancen auf eine ernsthafte Erkrankung, bei der wir Energiereserven unbedingt benötigen, wie etwa bei einer großen Operation, einer Infektionskrankheit oder einem Krankenhausaufenthalt.

Als ich (Marion) die Artikel zur besseren Lebenserwartung bei Frauen mit leichtem Übergewicht jenseits der 50 las, musste ich an meine Mutter denken. Sie gab mir den folgenden Satz mit auf den Lebensweg: »Kind, wenn du die 50 überschritten hast, musst du dich entweder für Kuh oder Ziege entscheiden – ich habe mich für die Kuh entschieden.« Wie recht sie hatte, kann ich aus heutiger Sicht nur bestätigen, wenn ich mir die Gesundheit und das Aussehen meiner über 80-jährigen Mutter ansehe.

Ihren optimalen BMI können Sie beispielsweise unter www.smartbmicalculator.com berechnen – vielleicht stimmt dieser mit Ihrem Wohlfühlgewicht überein oder ist aktuell nicht so weit davon entfernt. Untergewicht, dies sei an dieser Stelle nur am Rande erwähnt, ist gesundheitlich noch bedenklicher als leichtes Übergewicht.

IM FOKUS: DAS BAUCHFETT

Unbedingt vergessen sollten Sie hingegen bitte die Mär von den gesunden Dicken (BMI > 30). Wichtig für die Gesundheit ist nicht nur, ob zu viel Fettgewebe vorhanden ist, sondern vor allem, wo das Fett sitzt. Und jetzt die gute Nachricht: Wir Frauen haben hier von Natur aus eher einen Vorteil. Frauen neigen dazu, Fettpölsterchen an den Hüften, Beinen, Po, Brust oder Oberarmen anzulegen, Männer dagegen eindeutig zu Bauchfett.

Fettgewebe ist nicht nur dazu da, einen Energiespeicher für schlechte Zeiten anzulegen. Es stellt auch ein drüsenartiges Organ dar, in dem viele Stoffwechselvorgänge vollzogen und Hormone produziert werden. Im Bauchfett werden viele für die Gesundheit nachteilige Botenstoffe und entzündungsfördernde Stoffe gebildet. Daher ist es für die Gesundheit schädlicher als Fett an einer anderen Körperstelle. Das Maßband rund um die Taille kann uns über unseren Gesundheitszustand Auskunft geben. Für Frauen gilt ein Taillenumfang von über 88 Zentimeter und für Männer von über 102 Zentimeter als sehr großer Risikofaktor für Diabetes mellitus, Hypertonie, Schlaganfall und Herzinfarkt, aber auch für Krebs. Das Risiko hierfür beginnt jedoch bereits ab einem Bauchumfang von mehr als 80 Zentimeter bei Frauen und mehr als 94 Zentimeter bei Männern. Lassen Sie in diesem Fall beim Hausarzt Blutdruck, Blutfette und Blutzucker überprüfen, um zu klären, ob Sie für eine durch Übergewicht bedingte Stoffwechselstörung gefährdet sind.

Wann und wie den Taillenumfang messen?

Den Taillenumfang messen Sie am besten nüchtern morgens, im Stehen vor einem Spiegel auf der mittleren Höhe zwischen der untersten Rippe und der Beckenschaufel in ausgeatmeter Position. Wenn Sie jedoch keine Waage oder ein Maßband zur Hand nehmen, sondern auf die Essbremse drücken, wenn der Hosenbund der Lieblingsjeans kneift, machen Sie bereits vieles richtig: Denn genau auf diesen Speck am Bauch kommt es an, diesen gilt es, loszuwerden. Und nun die positive Meldung für alle, die Bauchfett haben: Es ist zwar ungesünder, aber es schmilzt relativ schnell im Vergleich zu den Fettpolstern an Hüften, Po und Beinen. Viele Frauen können ein Lied davon singen und nicht umsonst werden viele Sportkurse speziell für weibliche »Problemzonen« angeboten.

MESSUNG DES KÖRPERFETTANTEILS

Wenn Sie es genauer wissen wollen, können Sie Ihren Körperfettanteil mittels einer sogenannten Bioelektrischen Impedanz Analyse (BIA-Messung) bestimmen lassen. Dabei werden mit Hilfe von Wechselstrom die elektrischen Eigenschaften Ihres Körpers gemessen und daraus der Wasseranteil, der Fettanteil und der Anteil der sogenannten fettfreien Masse berechnet. Diese Methode ist bei gesunden Menschen mit einem ausgeglichenen Salz-Wasser-Haushalt sehr verlässlich. Sogenannte Fettwaagen basieren auf diesem Prinzip, sind aber im Vergleich zu professionellen Geräten, die es im medizinischen Umfeld gibt, eher ungenau. Der Vorteil bei professionellen BIA-Messungen ist zudem, dass Sie eine individuelle Beurteilung und Bewertung Ihrer Muskel- und Fettmasse erhalten, denn die Körperzusammensetzung hängt vom Gewicht, der Größe, dem Alter und dem Geschlecht ab. Frauen haben grundsätzlich mehr Körperfett als Männer. Ein Körperfettanteil von 20 bis 30 Prozent ist für Frauen normal, bei Männern liegt dieser zwischen 10 und 25 Prozent. Mit steigendem Alter darf aber auch mehr Fett vorhanden sein (bis zu 35 Prozent bei Frauen im Alter jenseits von 60 Jahren). Da Fettgewebe lebenswichtig ist, sollten auch untere Grenzwerte nicht unterschritten werden:

Frauen sollten deshalb nicht unter einen Körperfettwert unter 10 bis 15 Prozent, Männer nicht unter fünf bis acht Prozent kommen.

Wann und wie den Körperfettanteil bestimmen?

Um eine möglichst genaue BIA-Messung zu bekommen, sollten Sie etwa zwei Stunden vor der Messung nichts mehr essen oder trinken, die Blase entleeren und auch zwölf Stunden zuvor keinen Sport mehr machen. Grundsätzlich sollten alle Ihre Messungen möglichst zur gleichen Uhrzeit und unter gleichen Ess- und Trinkbedingungen stattfinden. Wenn Sie noch nicht in den Wechseljahren sind, sollten Sie die BIA-Messungen nach Möglichkeit zur gleichen Zeit im Zyklus machen lassen. Denn in der zweiten Zyklushälfte, also nach dem Eisprung, wird mehr Körperwasser unter dem Einfluss des Gelbkörperhormons gespeichert.

Für die BIA-Messung liegen Sie ruhig da. Wichtig dabei ist: Vorher nicht mit Handcreme oder Bodylotion eincremen, das könnte die Ergebnisse verfälschen. Sie bekommen jeweils zwei Elektroden an den Hand- und Fußgelenken angelegt und ein nicht spürbarer (und keine Sorge, medizinisch unbedenklicher) Wechselstrom wird durch Ihren Körper geleitet. Anhand der erzielten Widerstandswerte wird Ihre Körperzusammensetzung berechnet und die Ergebnisse entsprechend Ihrer individuellen Situation eingeordnet. Menschen, die einen Herzschrittmacher oder Ähnliches tragen, müssen zuvor mit ihrem Arzt klären, ob eine Messung möglich ist oder ob der Wechselstrom den Schrittmacher beeinflusst.

EIGENTLICH DÜNN – UND TROTZDEM ZU DICK?

Manche Menschen erleben nach einer solchen Messung eine ziemlich unliebsame Überraschung. Denn mit einer BIA-Messung kann man auch die bereits angesprochenen »Dünnen Dicken« (TOFIs) entlarven – also die Menschen, die zwar eine schlanke Figur haben, aber zu viel Körperfett aufweisen. Besonders Frauen sind davon betroffen. Eine im Jahr 2019 veröffentlichte US-amerikanische Studie (4) an über 150.000 Frauen hat gezeigt, dass Frauen mit einem normalen BMI, aber zu viel an innerem Fett mit einer genauso großen Gefährdung ihrer Gesundheit zu rechnen haben, wie übergewichtige Frauen mit einem erhöhten BMI. Sie haben ein erhöhtes Risiko für Herz-Kreislauf-Erkrankungen, Diabetes mellitus und Krebs. Denn Bauchfett produziert einen Botenstoff, der chronische Entzündungsprozesse im Körper auslöst, in Gang hält und viele Organe wie die Leber oder die Bauchspeicheldrüse und damit die Gefäße auf Dauer schädigt.

Das Ausmaß dieser »Dünnen Dicken« hat die Medizin erst in den letzten Jahren entdeckt. Es wird geschätzt, dass 20 bis 40 Prozent aller Frauen mit einem normalen BMI zur Gruppe der TOFIs gehören könnten. Dies liegt nicht nur an einer ungesunden Ernährung, sondern auch daran, dass wir uns viel zu wenig bewegen. Dadurch bauen wir Muskeln ab und bringen den Körper in ein ungesundes Fett-Muskel-Verhältnis. Sie merken: Ein BIA-Check beim Arzt lohnt sich aus gesundheitlichen Aspekten für jede Frau – auch wenn der BMI normal ausfällt.

WIE STEHT ES UM DIE ENERGIEBILANZ?

Bei einer BIA-Messung wird zudem der individuelle Grundumsatz berechnet. Damit ist die Energie gemeint, die Ihr Körper in Ruhe und nüchtern benötigt, um seine Grundfunktionen auszuführen. Sie verbrauchen etwa eine Kilokalorie pro Kilogramm Körpergewicht in 24 Stunden, wenn Sie einen BMI von weniger als 30 kg/m^2 aufweisen. Eine 70 Kilogramm schwere Frau hat einen Verbrauch von 1.680 Kilokalorien (70 x 1 x 24).

Und nun kommt das Aber: Bei Menschen mit relativ viel Fettgewebe und einem BMI von mehr als 30 kg/m² funktioniert diese Formel nicht mehr. So würde man den Grundumsatz überschätzen, da Fettgewebe im Vergleich zu Muskelgewebe relativ wenig Kalorien in Ruhe verbraucht. Ab einem BMI von 30 kg/m² berechnet man daher nur 0,75 Kilokalorien pro 24 Stunden und Kilogramm Körpergewicht. Eine Frau mit 90 Kilogramm und einem BMI von 31 hat einen Grundumsatz von 1.620 Kilokalorien (90 x 0,75 x 24). Unser Grundumsatz ist individuell und hängt von Geschlecht, Alter, Größe, Gewicht und der Körperzusammensetzung ab. Ganz genau würden Sie »Ihren« Wert erfahren, wenn Sie die Sauerstoffaufnahme und Kohlendioxidabgabe messen lassen. Das ist jedoch sehr aufwendig. Deshalb verwendet man meist obige Faustformel oder eben die BIA-Messung.

Wofür wird die Energie eingesetzt?

Absolute Spitzenreiter beim Energieverbrauch sind Gehirn und Leber: Etwa ein Viertel benötigt unser Gehirn (leider durch Gehirnjogging nicht zu steigern), weitere 20 Prozent die Leber. Die anderen inneren Organe schlagen mit etwa 29 Prozent zu Buche. Die Skelettmuskulatur verbraucht etwa 22 Prozent und das Fettgewebe lediglich vier Prozent. Sie sehen daran: Muskeln verbrauchen mehr Energie im Ruhezustand im Vergleich zu Fettgewebe. Ein Kilogramm Muskel verbrennt in Ruhe 13 Kilokalorien, ein Kilogramm Fettgewebe dagegen nur viereinhalb Kilokalorien pro Tag. Das Fazit liegt nahe: Es ist ziemlich nachhaltig und schlau, Muskeln zu trainieren und aufzubauen, um den Stoffwechsel zu steigern und im Ruhezustand mehr Kalorien zu verbrennen. Trotzdem sollten aber auch keine falschen Hoffnungen geweckt werden, wie es in der Werbung vieler Fitnessstudios der Fall ist.

Angenommen, Sie nehmen durch Training zwei Kilogramm an Muskelmasse zu. Das führt zu einer Steigerung Ihres Kalorienverbrauchs von 26 Kalorien pro Tag. Dies erscheint auf den ersten Blick wenig, aber rechnet sich in der Summe über die Jahre doch. Pro Jahr kommen Sie so auf einen Mehrverbrauch von knapp 10.000 Kalorien. Um ein Kilogramm Fettgewebe loszuwerden, muss man etwa 7.000 Kilokalorien einsparen. Somit würden Sie innerhalb eines Jahres durch den Muskelaufbau 1,4 Kilogramm Fettgewebe verbrennen – ganz ohne zu hungern!

Fitte Fakten

Hinzu kommt noch ein weiterer positiver Effekt von Sport auf den Grundumsatz. Jedes Training wirkt sich positiv auf Ihr Herz-Kreislauf-System aus. Auch das Herz ist ein Muskel, der durch Training aufgebaut werden kann. Das Organ ist zwar im Vergleich zur Skelettmuskulatur relativ klein, aber verbraucht umgerechnet auf ein Kilogramm an Gewebe unglaublich viele Kalorien. Sie erinnern sich? Skelettmuskulatur verbrennt 13 Kilokalorien pro Tag. Der Herzmuskel hingegen benötigt 440 Kilokalorien pro Tag. Selbst wenn Ihr Herzmuskel durch Training nur 50 Gramm an Gewicht zulegt (dies ist nach einem Jahr regelmäßigen Trainings realistisch möglich), sind das 22 Kilokalorien pro Tag (0,05 kg x 440 kcal = 22 kcal). Rechnen wir das auf ein Jahr hoch, ist das ein gutes weiteres Kilogramm an Fettgewebe, das – ohne zu hungern – in Ruhe abgebaut wird (22 kcal x 365 Tage = 8.030 kcal). 8.000 Kilokalorien entsprechen 1,1 Kilogramm Körperfett.

Der Nachbrenneffekt

Nach jedem Training, egal, ob Sie Ausdauer- oder Kraftsport treiben, müssen alle Energiespeicher wieder aufgefüllt werden. Zudem wird Ihre Körpertemperatur wieder herunterreguliert und der Stoffwechsel ins Gleichgewicht gebracht. Auch hierfür muss Ihr Körper Energie aufwenden, die Sie keine Kraftanstrengung mehr kostet. Dieser Nachbrenneffekt (kurz »EPOC« für »Excess Post Exercise Oxygen Consumption«) ist zwar im Einzelnen nicht viel, aber er läppert sich dennoch: Je nach Intensität des Trainings sind das etwa 100 Kilokalorien innerhalb von 24 Stunden. Je intensiver das Training, desto größer der Effekt. Bei drei Trainingseinheiten pro Woche sind das 12.000 Kilokalorien im Jahr, was weiteren 1,7 Kilogramm verlorenem Fettgewebe entspricht. Sie kennen das bestimmt, wenn Sie nach einer längeren Pause wieder anfangen, Sport zu treiben: Auch wenn man schon längst geduscht hat und auf der wohlverdienten Couch liegt, spürt man noch eine gewisse Hitze in sich. Bei vielen Menschen kommt es zum Nachschwitzen. Addiert man nun die Trainingseffekte auf den Grundumsatz durch Aufbau der Skelettmuskulatur und die Stärkung des Herzens sowie den jährlichen Nachbrenneffekt, dann sind das in Summe 4,2 Kilogramm Fettgewebe pro Jahr, die Sie ohne weitere Anstrengungen durch Steigerung Ihres Stoffwechsels bei gleichbleibender Ernährung verlieren. Und die Kalorien, die durch ein Training zusätzlich verbraucht werden, sind hier noch nicht eingerechnet! Haben wir Sie auf den Geschmack gebracht? Für ein intelligentes Gewichtsmanagement ist es außerordentlich effektiv, Muskeln aufzubauen. Beim Abnehmen sollten Sie unbedingt darauf achten, möglichst wenig Muskulatur zu verlieren – dazu mehr ab Seite 186.

Kalorienverbrauch im Alltag

Zusätzlich benötigen wir auch Energie für unsere Alltagsaktivitäten, die wir zu unserem Grundumsatz hinzuaddieren müssen. Diese hängt logischerweise davon ab, wie intensiv unsere durchschnittliche tägliche körperliche Aktivität ausfällt. Um den Leistungsumfang zu berechnen, multipliziert man den Grundumsatz mit einer Zahl zwischen 1,2 (wenn Sie bloß im Bett liegen) oder x 2 (bei sehr schwerer körperlicher Arbeit, wenn Sie beispielsweise als Landwirtin oder Fitnesstrainerin tätig sind). Alle anderen liegen bei hauptsächlich sitzender Tätigkeit wie bei Büroarbeit beim Faktor 1,4 oder bei überwiegend stehender oder gehender Tätigkeit bei 1,8 – wie beispielsweise eine Verkäuferin oder bei Hausarbeiten. Nochmals ein kleines Beispiel dafür: Eine 70 Kilogramm schwere Frau (BMI unter 30 kg/m^2) mit einem Grundumsatz von 1.680 Kilokalorien und überwiegender Bürotätigkeit hat einen täglichen Energiebedarf von etwa 2.352 Kilokalorien (1.680 kcal x 1,4).

Durch Essen ins Schwitzen gebracht

Um unsere Nahrung aufzuschlüsseln, die einzelnen Stoffe zu transportieren und zu speichern, muss unser Körper ebenfalls Energie aufwenden. Dies wird als nahrungsinduzierte Thermogenese (kurz »DIT« für »Diet induced thermogenesis«) bezeichnet. Die dabei vom Körper verbrauchten Kalorien werden als Wärme frei. Insbesondere nach einem opulenten Mahl kann uns ganz schön warm werden und so mancher kommt nach einem Schweinebraten ins Schwitzen. Je mehr Eiweiße im Essen enthalten sind, desto größer ist die freiwerdende Wärme, denn zur Verdauung der Proteine muss der Körper am meisten Energie aufwenden. 20 bis 30 Prozent der Energiemenge, die durch Proteine aufgenommen werden, werden in Wärme umgewandelt – bei Kohlenhydraten sind es etwa acht Prozent, bei Fetten zwei bis vier Prozent. Bei Letzteren ist die Höhe der DIT abhängig von der Kettenlänge: Die langkettigen Triglyzeride zeigen eine niedrigere DIT als die mittelkettigen. Spannend dabei laut einer australischen wissenschaftlichen Übersicht aus dem Jahr 2016 (5): Der Prozess hängt davon ab, wie das Essen eingenommen wird. Dieselbe Mahlzeit auf einmal gegessen verbraucht mehr Energie, als wenn man sie aufteilt und mehrere Snacks über den Tag verteilt zu sich nimmt.

Was können Sie außerdem tun?

Es gibt bestimmte Lebensmittel, wie beispielsweise Kaffee oder auch Chilis, die diesen Effekt steigern können – allerdings leider nur ziemlich gering. Ein Gramm Chili führt beispielsweise zu einer Steigerung um etwa eineinhalb Kilokalorien. Wichtiger scheint es dagegen zu sein, wie gut unsere Nahrungsbestandteile auf natürliche Weise »verpackt« sind. Dazu eine randomisierte amerikanische Studie aus dem Jahr 2017 (6): Bei zwei Gruppen von 81 Frauen in der Menopause und Männern wurde der Energieverbrauch in Ruhe und die mit dem Stuhl ausgeschiedenen Kalorien gemessen. Beide Gruppen erhielten die gleiche tägliche Kalorienmenge über zwei Wochen hinweg, wobei bei der einen Gruppe alles aus Vollkornprodukten bestand, während bei der anderen alle Lebensmittel verarbeitet und somit kaum Ballaststoffe enthalten waren. Heraus kam, dass der tägliche Ruheumsatz bei der Vollkorngruppe signifikant höher war und hier auch mehr Kalorien mit dem Stuhl ausgeschieden wurden. In der Summe war der Energieverbrauch in der Gruppe, die Vollkornprodukte und Ballaststoffe gegessen hatten, um etwa 100 Kilokalorien pro Tag höher. Unser Rechentest belegt: Innerhalb eines Jahres ergibt sich ein Mehrverbrauch von 36.500 Kilokalorien, was etwa fünf Kilogramm Fett entspricht.

CLEVERE LEBENSMITTELAUSWAHL

Auch wenn dieser Vorgang nur etwa zehn Prozent des Gesamtenergieumsatzes ausmacht, können die Nahrungszusammenset-

33

zung und die Art des Essens nachhaltig zu einem positiven Gewichtsmanagement beitragen. Denn besser für Ihre Energiebilanz und Ihren Stoffwechsel sind drei Mahlzeiten am Tag im Vergleich zu mehreren Snacks – und wenn Sie sich mit Vollkornprodukten ernähren. Mit diesem Wissen können Sie Ihren Verdauungsapparat und Stoffwechsel für sich arbeiten lassen und intelligent Kalorien verbrennen – ohne etwas dafür tun zu müssen!

Energiegehalt von Nahrung

An dieser Stelle noch ein Wort zum Energiegehalt von Essen und dem berühmten Kalorienzählen. Die Kalorienanzahl von Lebensmitteln einschätzen zu können ist wichtig, um ein Gefühl für sie zu entwickeln. Ohne Frage ist Kalorienzählen nervig und glücklicherweise nicht dauerhaft nötig. Wir empfehlen es für absolute Neulinge, um auf den richtigen Weg zur intuitiven Ernährung zu kommen. Jeder, der sich frisch mit gesunder Ernährung auseinandersetzt, sollte die Werte kennen – aber bitte ohne sich von ihnen auf Dauer das Leben diktieren zu lassen! Auch wer unter starker Fettleibigkeit leidet, kommt zunächst nicht drumherum, täglich strikt die Kalorien der Nahrung zu checken und zu reduzieren.

Und wie machen Sie das am besten? Bei Lebensmitteln finden Sie die Nährwertangaben im Kleingedruckten einschließlich der Energiewerte in Kilokalorien (kcal) oder Kilojoule (KJ) (1 KJ = 0,239 kcal). Keine Angst, Sie müssen sich heute nicht mehr durch endlose Kalorien- und Nährstofftabellen durchkämpfen. Die moderne Technologie kommt uns in Form von Kalorien-Apps zu Hilfe, mit denen man sehr gut einen Überblick über den Energiegehalt und Nährstoffinhalt bekommt. Aber nicht nur Kalorien, Proteine, Kohlenhydrate und Fettanteile werden aufgelistet, sondern man bekommt auch einen guten Überblick über beispielsweise den

Zuckeranteil, Ballaststoffe und Vitamine. Kostenfrei und leicht in der Handhabung sind zum Beispiel EasyFit, FatSecret, FDDB oder NoomCoach. Die meisten verfügen auch über einen Barcodescanner für Lebensmittel, was die Eingabe sehr vereinfacht. Sie sind oftmals auch mit Schrittzählern ausgestattet oder mit Health-Apps kombinierbar. Auf diese Weise wird die tägliche Energiebilanz zum Kinderspiel. Unserer Erfahrung nach kann eine solche App gerade am Anfang eine große Hilfe sein und beim Abnehmen richtiggehend motivieren.

Und was ist mit Alkohol?

Sie ahnen es wahrscheinlich schon: Wenn Sie sich mit intelligentem Gewichtsmanagement beschäftigen, sollten Sie auch den Energiegehalt eines ganz bestimmten Lebensmittels vor Augen haben – nämlich den des Alkohols. Alkohol ist, neben seinen schädlichen Auswirkungen auf die Gesundheit, wenn zu häufig und zu viel davon genossen wird, ein Genussmittel mit einem relativ hohen Kaloriengehalt. Ein Gramm Alkohol hat sieben Kilokalorien. Ein Gramm Fett hat neun, ein Gramm Kohlenhydrate und ein Gramm Protein jeweils nur vier Kilokalorien. Ein Glas Wein mit 12 Volumenprozent Alkohol enthält 24 Gramm reinen Alkohol. Dies entspricht 170 Kilokalorien, die allein durch den Alkohol bedingt sind, noch ohne Berücksichtigung des Restzuckergehaltes. Sie kennen doch bestimmt Menschen, die phasenweise im Jahr (meist im Januar/Februar) keinen Alkohol trinken und dabei abnehmen? Jetzt wissen Sie, warum.

Damit haben wir Sie mit den wichtigsten Ernährungsfakten versorgt – und kommen nun zu den vielfältigen Faktoren, die unser Gewicht beeinflussen.

Welche Faktoren beeinflussen das Gewicht?

» Sind es Fette, die uns dick werden lassen, oder sind doch Kohlenhydrate die Ursache allen Übels? Was hat es mit dem Mikrobiom auf sich? Und welche Rolle spielen Hormone für unser Gewicht, sind sie doch als »Regisseure des Lebens« bekannt? Wenn sie fehlen oder nicht im Gleichgewicht sind, führt dies zu einer Vielzahl von Erkrankungen. So viel sei schon verraten: Die Auswahl von bestimmten Lebensmitteln bringt die Regie unseres Körpers gehörig durcheinander. Wir schauen für Sie genau hin – und verraten Ihnen, worauf es wirklich ankommt.

MEHR ALS NUR ESSEN

»Du bist, was du isst.« Der Satz galt lange als Maß aller Dinge. Heute verhält es sich eher so: »Du bist, welchem Foodtrend du folgst.« Gegessen wird vegan, ayurvedisch, proteinfixiert, Zuckerverteufelnd, Intervallfokussiert. Unsere Ernährung ist zu einer Mode, zu einer Ersatzreligion mutiert, die Beschäftigung mit der Ernährung ist allseits beliebt und als Hobby akzeptiert. Die bewusste Entscheidung, auf bestimmte Lebensmittel oder Nährstoffe wie Zucker zu verzichten, scheint in den Industrieländern zuzunehmen.

Es kristallisiert sich zudem seit einiger Zeit noch eine weitere wichtige Komponente heraus – der Faktor »Ökologie«. Aktuell wird dies durch die »Fridays for Future«-Bewegung noch verstärkt. Essen ist nicht mehr nur privat. Wo wir Lebensmittel kaufen (Bioladen? Auf dem Markt? Gar im billigen Discounter?) und was wir einkaufen (Gemüse in Plastik eingeschweißt? Einwegverpackungen?), ist längst nicht mehr egal, es ist für viele überaus wichtig geworden. Viele haben dazu eine Haltung entwickelt. Und das ist gut so. Ein gesundes Maß an Bewusstheit, wo und was man einkauft und was man isst, muss sein. Es schult die Achtsamkeit für den gesamten Ernährungsprozess, von der Einkaufsliste bis zum dampfenden Gericht auf dem Teller. Unser Ernährungs- und Einkaufsverhalten betrifft die gesamte Gesellschaft, und zwar auch über die Grenzen Europas hinaus. Das Verhalten jedes Einzelnen hat Auswirkungen auf die Umwelt und deren Ressourcen.

Liegt Ihnen das jetzt schwer im Magen? Muss es nicht. Ein paar Tipps, um sich ökologisch bewusst zu verhalten und gesunde sowie leckere Gerichte zu genießen, erhalten Sie auf Seite 208.

Neben den Gewissensfragen, die unser Essen betreffen, und den Ernährungstrends, denen wir vermeintlich zu folgen haben – wo bleibt eigentlich der Genuss?

38

Dauerbrenner Ernährung

Die Geschichte zeigt: Der Trend, sich intensiv mit der Nahrung zu beschäftigen, ist eigentlich gar keiner. Denn schon in der Antike machten sich die Philosophen Gedanken zum Thema Essen. Sokrates zum Beispiel interessierte sich für die Essgewohnheiten seiner Mitmenschen, war gerne auf dem Markt und sprach dort mit Leuten über ihre Einkäufe. Bei Essenseinladungen guckte er interessiert in die Töpfe der Gastgeber. Für ihn war beim Essen der Genuss von großer Bedeutung und er reklamierte, mit wenig Geld könne man durchaus genussvoll essen. Pythagoras sinnierte über Essen und Moral und kritisierte Fleischverzehr, schließlich würde man rein für den Genuss friedliche Wesen töten.

Alles Fragen, die wir uns ebenfalls stellen. Wohltuend ist es, bei Montaigne nachzulesen, wie er mit Nahrung lustbetont wie achtsam umging. Rein aus der eigenen Erfahrung sind bei ihm Ernährungsstrategien festzustellen, die auch heute noch gelten: »Gänge und Gerichte in Massen sind mir zuwider (...).«, »Ich teile die Meinung mancher Leute, die sagen, Fisch sei leichter zu verdauen als Fleisch«, »Von Jugend an pflegte ich gelegentlich eine Mahlzeit auszulassen, entweder um meinen Appetit auf die nächste zu schärfen (...) oder um meine Kraft zu irgendeiner sei es körperlichen, sei es geistigen Tätigkeit zu erhalten (...)« und: »Die allerschönste Frucht meiner Gesundheit sehe ich in der Lust am Genuss. (...) Wer will, dass ihm eine bestimmte Ernährungsweise zuträglich sei, hüte sich, sie ständig zu befolgen. Wir versteifen uns sonst hierauf und unsre Lebenskräfte schlafen darüber ein.« Wie wahr!

Wie gehen Essen und Genuss zusammen?

Dem Genuss kommt also eine Schlüsselfunktion zu, wie wir es in der Anekdote auf Seite 20 bereits angerissen haben. Genießen spielt bei der Ernährung deshalb eine so wesentliche Rolle, weil man festgestellt hat, dass man dadurch langsamer isst, mehr auf Sättigungssignale achtet und generell während und nach der eingenommenen Mahlzeit zufriedener ist. Deswegen: Stellen Sie den Genuss ganz vorne an! Nicht ohne Grund erwähnen wir das sehr weit vorne im Buch – noch bevor es um die eigentlichen Nährstoffe geht. Das mag zunächst merkwürdig anmuten, denn reflexartig denken wir bei dem Thema gesunde Ernährung an Verbote und strikte Regeln. Aber diese sollen nur für einen Rahmen sorgen, die Auswahl der Nahrungsmittel, der Ort, an dem Sie die Mahlzeiten einnehmen, die Menschen, mit denen Sie essen, die Zeit, die Sie sich beim Essen nehmen – all das beeinflusst, ob Sie ein Essen genießen können. Sie profitieren vom Genuss. Und ganz wichtig: Wenn Sie – rein ernährungswissenschaftlich – »sündigen« und ungesunde Dinge wie Bratkartoffeln, Schokotorte oder was auch immer essen: Genießen Sie jeden Bissen. Erlauben Sie sich das. Glauben Sie nicht, weil wir ein Buch über gesunde Ernährung geschrieben und einen normalen BMI haben, würden wir nicht auch zwischendurch richtig genießen. Treffen wir beide uns zum Beispiel in unserem Münchner Lieblingscafé, bestellen wir zum Cappuccino ein Stück Kuchen. Auch während wir über gesunde Ernährung diskutieren. Wir freuen uns vorher darauf und während wir den Kuchen essen, freuen wir uns darüber, wie gut er schmeckt. Und danach sind wir äußerst zufrieden. Schlechtes Gewissen? Nein, gar nicht. Sie könnten nun denken: Die haben gut reden, die wollen ja auch nicht abnehmen. Wir raten Ihnen nicht nur aus Gründen der Achtsamkeit und Gesundheit dazu, Ihr Essen zu genießen. Unserer Erfahrung nach sollten Sie gerade dann, wenn Sie Gewicht verlieren möchten, auch mal über die Stränge schlagen – mit Essen, das Sie wirklich lieben und das leider nicht gesund ist. Nicht jeden Tag, aber ein-, zwei-, dreimal im Monat. Noch besser: So oft, wie Sie meinen, dass es für Sie bzw. Ihren Körper okay ist. Gerade bei einer Ernährungsumstellung nimmt das viel Druck raus. Sie erhöhen damit auch Ihre Chancen, wirklich auf Dauer durchzuhalten. Denn Ernährung ist eine ganz individuelle Angelegenheit und Sie sollen lernen, intuitiv zu essen. Dazu gehört vor allem, dass Sie ein Gefühl dafür entwickeln, wann und wie oft Sie Kalorienbomben essen dürfen. Das Essverhalten umzustellen ist ein langfristiges Projekt. Und auf die lange Strecke gesehen wird es Ihnen leichter fallen, überwiegend auf Süßes und Fettiges zu verzichten, wenn Sie sich ein paar »Schlemmertage« herausnehmen.

Und an den übrigen Tagen? Essen liefert uns eine Vielzahl an Nährstoffen, bestehend aus Fetten, Proteinen, Kohlenhydraten und noch einigem mehr. Aber wofür ist jeder Nährstoff zuständig? Wie arbeitet er in unserem System und wo gelangt er hin?

WIE NÄHRSTOFFE DAS GEWICHT BEEINFLUSSEN

Wenn unser Körper gut mit Nährstoffen versorgt ist, laufen die Prozesse wie der Stoffwechsel oder die Verdauung gut – was wiederum entscheidend für unser Gewicht ist. Denn um das Körpergewicht zu halten, müssen Energieaufnahme und -verbrauch ausbalanciert sein. Und das unbedingt mit den richtig ausgewählten Lebensmitteln.

KOHLENHYDRATE: AUF DIE WAHL KOMMT ES AN

Kohlenhydrate stehen unter Beschuss. Die sogenannten »Carbs« sind als Diätnährstoff der Dreh- und Angelpunkt diverser Ernährungsempfehlungen. Meist kommen Kohlenhydrate bezüglich des Gewichts nicht gut weg (wie beispielsweise bei der »Low Carb«- oder auch bei der »Paleo«-Diät).

Doch erst einmal halblang: Lassen Sie uns zunächst betrachten, was es mit den Kohlenhydraten auf sich hat. Sie gehören mit Fett und Protein (Eiweiß) zu den Makronährstoffen, die in tierischen und pflanzlichen Lebensmitteln enthalten sind, während unter den Mikronährstoffen Vitamine und Mineralstoffe zusammengefasst werden. Kohlenhydrate werden im Darm aufgespalten, von dort ins Blut abgegeben und erreichen dann die Körperzellen, wo sie verwertet werden. Für das Gehirn und die Muskeln sind Kohlenhydrate eine »Leibspeise«, sie brauchen sie als Energiequelle.

Denken Sie bei Kohlenhydraten an Pasta, Reis und Brot? Richtig, aber auch Obst enthält Kohlenhydrate, denn Kohlenhydrate bestehen aus Zuckermolekülen und die sind reichlich in Obst enthalten. Fruktose (Fruchtzucker) und auch Glukose (Traubenzucker) gehören zu der Gruppe der Kohlenhydrate – beides ist in Früchten enthalten. Glukose befindet sich nicht nur in Trauben, sondern in allen Früchten und auch in Gemüse. Die Kohlenhydratklassiker, die bei Low-Carb-Diäten am meisten verteufelt werden, sind Brot, Reis und Nudeln. Sie enthalten Glukose bzw. genauer gesagt Stärke. Sie besteht aus zig Glukosemolekülen. Alle Zucker bezeichnet man als Saccharide. Und Saccharide sind gleich: Kohlenhydrate. Sie sehen, es dreht sich alles um Zucker. Aber auch der Anteil der Ballaststoffe bei kohlenhydratreichen Nahrungsmitteln ist für das Gewicht maßgeblicher Faktor, man kann sagen: Je mehr Ballaststoffe, desto besser. Enthalten Kohlenhydrate mehr Ballaststoffe, so gelangt der Zucker weniger schnell in unsere Blutbahn und wird langsamer verstoffwechselt.

Vorsicht vor Fruktose

Für das Gewichtsmanagement bedeutet vor allem Fruktose nichts Gutes. Sie wird teilweise in der Leber direkt in Fett umgewandelt und in den Fettdepots gespeichert. Von der Menge an Glukose nimmt sich die Leber die Portion, die sie braucht, und den Rest schickt sie weiter, sodass der Zucker jeder Zelle im Körper Energie liefern kann. Eine große Portion ziehen Muskelzellen und Gehirn davon ab. Wer süßer ist? Reine Fruktose. Sie ist doppelt so süß wie reine Glukose. Ein Grund, warum Fruktose in vielen verarbeiteten Lebensmitteln – Softdrinks, Fertiggerichten, Süßigkeiten, Wurst, Marmeladen, Kuchen usw. – verwendet wird, was wir nicht immer sofort auf Verpackungen im Supermarkt entdecken. Denn wer denkt bei Wurst schon an Zucker? Und wer ahnt, dass der Aufkleber »Ohne Zusatz von Kristallzucker« ein Hinweis dafür sein könnte, dass Fruktose im Joghurt enthalten ist?

Die Folge: Insulinresistenz

Fruktose behindert die Regie bei der Arbeit. Sie sorgt dafür, dass das Sättigungsgefühl gehemmt wird. Nehmen wir viel Fruktose auf, führt das zu einer Leptinresistenz, wodurch die Regieanweisung »Fettdepots gefüllt, Sättigung eingetreten, Hungergefühl bitte stoppen!« zum Gehirn ausfällt. Zusätzlich reagieren die Körperzellen nicht mehr auf Insulin, es kommt zu einer Insulinresistenz und der hohe Insulinspiegel hemmt den Fettabbau. Das Resultat: Gewichtszunahme.

Das hört sich alles dramatisch nach bösem Fruchtzucker an. Aber bitte verzichten Sie jetzt nicht auf Obst! Denn wie so oft kommt es auf die Dosis an. Zwei Portionen Obst (eine Portion ist eine Handvoll) am Tag sind gut und gesund. Sie enthalten nicht nur Zucker, sondern wichtige Vitamine und Mineralstoffe und sind außerdem ballaststoffreich. Im Übrigen gibt es einige köstliche Obstsorten, die wenig Fruchtzucker enthalten, wie beispielsweise Beeren, Papayas und Melonen (siehe auch unsere Liste im »Tag für Tag leich-

43

ter«-Kochbuch). Generell gilt bei Kohlenhydraten: Sie sollten auf die Qualität der Kohlenhydrate achten (lieber Vollkornprodukte und Hülsenfrüchte als Weizenbrot und Kartoffeln), lieber die Frucht essen als die Saftvariante wählen (Orange anstatt Orangensaft) und Finger weg von industriell verarbeiteten Kohlenhydraten und zuckrigen Getränken wie Limonaden. Zur Rettung der Kohlenhydrate sei schon so viel gesagt – sie wirken an der Regulation des Stoffwechsels von Proteinen und Fetten mit. Fehlen die Kohlenhydrate, arbeitet der Stoffwechsel nicht so effektiv wie mit ihnen.

FETTE FAKTEN

Was meinen Sie, wie viel Fett Sie täglich konsumieren? Aufgrund von neuesten Studienerkenntnissen gilt folgende Empfehlung: Der Fettanteil bei der täglichen Gesamtkalorienzufuhr sollte bei moderaten 30 Prozent liegen. Dies entspricht zum Beispiel bei 2.000 bis 2.200 Kilokalorien etwa 65 bis 70 Gramm Fett pro Tag – und zwar Fett in guter Qualität. Dieser Wert ist relativ schnell erreicht. Die meisten von uns nehmen am Tag doppelt so viel Fett auf. Sicherlich auch, weil niemand so richtig weiß, wo eigentlich wie viel gutes und schlechtes Fett drinsteckt. Wir prüfen das für Sie mit einigen »Lieblingslebensmitteln«: Eine mittelgroße Avocado schlägt mit 40 Gramm Fett, 100 Gramm Ziegenkäse mit 22 Gramm Fett, 100 Gramm Lachs mit 13 Gramm Fett zu Buche. Ein Teller mit 100 Gramm Rührei kommt auf 14 Gramm Fett und ein Croissant hat einen Fettanteil von 20 Gramm.

Worin stecken gute Fette?

An dieser Stelle ein kleines »Foodrätsel« (Ernährungsprofis wird es nicht schwerfallen): Finden Sie das beste Fett aus den gerade genannten Lebensmitteln. Denn es geht – neben der 30-Prozent-Regel – bei unserer täglichen Ernährung in erster Linie um die Verbesserung der Fettqualität. Die Auflösung lautet: Avocado, Eier und Lachs sind die Gewinner. Sie gehören zu den Lebensmitteln, die gesunde einfach und mehrfach ungesättigte Fettsäuren enthalten, die Entzündungen in unserem Körper entgegenwirken. Sie senken Blutdruck, Blutfette und Blutzucker und tragen dazu bei, Gewicht zu verlieren. Ziegenkäse schneidet ebenfalls gut ab, da er kurzkettige Fettsäuren enthält, die ebenfalls einen positiven Einfluss auf die Gesundheit haben.

Wie hängen Fette und Ballaststoffe zusammen?

Es war lange Zeit unklar, warum Ballaststoffe eigentlich so wertvoll für unseren Körper sind. Der Grund dafür lautet, dass Ballaststoffe speziellen Bakterien im Darm als Futter dienen, die wiederum daraufhin kurzkettige Fettsäuren produzieren. Diese sorgen dafür, dass die Darmflora im Gleichgewicht bleibt und sich die positiven Darmbakterien vermehren. Kurz gesagt: zu wenig Pflanzenfasern, zu wenig kurzkettige Fettsäuren, zu wenig gute Bakterien im Darm. Das bedeutet für uns im Umkehrschluss: gesunder Darm, gesunde Verdauung, gesunder Stoffwechsel.

Ballaststoffen wird zudem zugeschrieben, dass sie den Cholesterinspiegel senken und den Appetit reduzieren. Nach neuestem Forschungsstand sollen die kurzkettigen Fettsäuren auch Knochen stabiler machen. Ganze 90 Prozent der Menschen nehmen nicht die empfohlene Menge an 30 Prozent Ballaststoffen zu sich.

Über weitere Fettarten

Kommen wir auf das eben erwähnte Croissant zurück. Es enthält gesättigte Fettsäuren, die laut der Deutschen Gesellschaft für Ernährung (DGE) lediglich einer Menge von sieben bis zehn Prozent der Gesamtkalorienzufuhr entsprechen sollten. In Deutschland liegt der Wert bei Frauen jedoch im Durchschnitt bei 15 Prozent. Gesättigte Fettsäuren, die überwiegend in tierischen Produkten vorkommen, sollten deshalb besser durch Lebensmittel ausgetauscht werden, die aus mehrfach ungesättigten Fettsäuren, sprich, aus pflanzlichem Fett bestehen. Damit senken Sie Ihr Risiko für koronare Herzkrankheiten und LDL-Colesterolkonzentration im Blut.

Eine Zeit lang wurde vermutet, dass in Croissants jede Menge industrieller Transfette stecken. Diese sind besonders schlecht, da sie zwar zu den ungesättigten Fettsäuren zählen, aber überhaupt keine positive Auswirkung auf die Gesundheit haben. Ganz im Gegenteil, sie erhöhen das Risiko einer Fettstoffwechselstörung und Adipositas, können Entzündungsprozesse auslösen und zu Insulinresistenz führen. Und: Transfette machen bei regelmäßiger Einnahme dick (vor allem in der Bauchregion), auch wenn die Kalorienzufuhr gleich bleibt. Schauen Sie also beim Einkaufen von TK-Pommes, Chips, Keksen, Süßwaren, Fertiggerichten doppelt hin, studieren Sie die Zutatenliste und machen Sie einen Bogen um billiges Fastfood.

Wieder zurück zum Croissant: Laut einer Untersuchung enthalten die meisten deutschen Croissants, wenn überhaupt, nur sehr wenige Mengen an Transfetten (das lässt uns doch schon mal aufatmen). Transfette, die auch natürlicherweise in Milchprodukten vorkommen, entstehen bei der industriellen Verarbeitung von Nahrungsmitteln wie beim Frittieren und Braten, weshalb viele Fertiggerichte Transfette enthalten. Transfette erkennt man beim Kochen übrigens ganz leicht daran, dass sie im erkalteten Zustand weißlich und nicht flüssig sind. Die gesunde Variante sind Fette, die flüssig und pflanzlicher Herkunft sind, wie qualitativ hochwertiges Oliven- oder Leinöl (mehr dazu im »Tag für Tag leichter-Kochbuch«).

Laut DGE gibt es aber einen Trend der Lebensmittelindustrie, bei der Herstellung von Nahrungsmitteln auf Transfette mehr und mehr zu verzichten. In Westeuropa ist seit 2005 der Transfettsäuregehalt in den industriell hergestellten Produkten deutlich zurückgegangen. Die Europäische Kommission hat nun Fakten geschaffen und eine Obergrenze für die Verwendung industriell hergestellter Transfette in Lebensmitteln beschlossen, die im April 2021 in Kraft tritt. Dann dürfen Nahrungsmittel nur noch zwei Gramm Transfette pro 100 Gramm Fett enthalten.

Fett macht NICHT fett – zumindest nicht das richtige!

Wurde vor Jahren Fett noch als der Dickmacher schlechthin verteufelt, ist heute klar: Fett ist gesund, es ist für unseren Körper lebensnotwendig und macht (bis auf die Transfette) auch nicht zwingend dick. Wohlgemerkt: in der bereits erwähnten richtigen Dosierung und in guter Qualität. Denn Fett speichert Energie und ist ein wichtiger Baustein unserer Zellen bzw. der Zellmembran. Es sorgt dafür, dass wir die ebenfalls mit der Nahrung gelieferten und extrem wichtigen Vitamine A, D, E und K aufnehmen und verwerten können (würden Fettsäuren sie nicht auflösen, würden sie einfach wieder ausgeschieden werden). Die mehrfach ungesättigten (besonders gesund!) Omega-3-Fettsäuren kann der Körper nicht selbst produzieren, weswegen fetter Fisch und Omega-3-reiche Pflanzenöle empfohlen werden. Sie wirken entzündungs- und gerinnungshemmend. Anders die Omega-6-Fettsäuren. Sie sind zwar prinzipiell auch gesund und zudem für die Aufnahme der Omega-3-Fettsäuren im Körper von Bedeutung. Nimmt man allerdings Omega-6-Fettsäuren in größerer Menge zu sich, so kann dies Entzündungen und Blutgerinnung fördern. Wichtig ist, dass sie in einem ausgewogenen Verhältnis in den Körper gelangen. So kann der gesundheitliche Effekt optimal genutzt werden. Und genau hier haben wir ein Problem: Bevorzugt essen wir Omega-6-Fettsäuren, da sie in vielen von uns häufig konsumierten Lebensmitteln stecken (beispielsweise in tierischen Produkten aus der Massentierhaltung, aber auch in einigen Nuss- und Getreidesorten). Wenn wir dauerhaft zu viele Omega-6-Fettsäuren aufnehmen und so ein günstiges Klima für Entzündungen im Körper schaffen, dann kann dies gesundheitliche Folgen haben – wie unter anderem Darm- und Immunerkrankungen, Stimmungsschwankungen sowie Übergewicht.

DER DRITTE IM BUNDE: EIWEISS (PROTEIN)

Die Trendprodukte haben Sie möglicherweise schon im Supermarkt entdeckt: Brot, Müsli, Shakes und Kuchen mit einem extra Anteil an Proteinen. Was früher als Bodybuilderattitüde galt, besonders viele Proteine in Form von Pulvern zu sich zu nehmen, hat die breite Masse erreicht. Laut Gesellschaft für Konsumforschung (GfK) erzielten die angesagten Proteinlebensmittel in den letzten Jahren ein Umsatzplus von 60 Prozent. Denn: Eiweißreiche Kost macht schnell satt, hilft beim Abnehmen und beim Aufbau von Muskelmasse. Das klingt verlockend. Und es stimmt ja auch: Proteine sind, wie auch Fett und Kohlenhydrate, als Energielieferanten essenziell. Eiweiße als Bestandteil von Zellstrukturen werden zum Aufbau des Körpers gebraucht, wie beispielsweise für die Bildung von Muskeln und als Baustoff für das Immunsystem. Die Proteine in der Nahrung beliefern den Körper mit unentbehrlichen Aminosäuren und Stickstoff, um Proteine selbst herstellen zu können.

Wenn Sie Vegetarierin sind, dann wissen Sie es bereits: Pflanzliche und tierische Proteine sind nicht dasselbe. Sie unterscheiden sich in Zusammensetzung und Bioverfügbarkeit der Aminosäuren. Die tierischen Proteine haben den Vorteil, dass sie dem Körper alle unentbehrlichen Aminosäuren in ausreichender Menge liefern. Da pflanzliche Lebensmittel dieses umfassende Aminosäurenangebot nicht bieten, sollten Vegetarier spezielle Getreide und Hülsenfrüchte essen, denn diese enthalten jeweils unterschiedliche Aminosäuren, die sich perfekt ergänzen und den Mangel dadurch ausgleichen können.

Wie viel Protein ist gesund?

Aber zurück zum Supermarkt und der Proteinproduktschwemme: Wenn Sie sich durchschnittlich normal ernähren (zum Beispiel nach den Ernährungsempfehlungen der DGE) und nicht vorhaben, eine muskelbepackte Leistungssportlerin zu werden, nehmen Sie genug Eiweiß über die tägliche Nahrung auf und benötigen keine Produkte mit zugesetzten Proteinen. Jugendliche und Erwachsene (Ausnahmen: Stillende, Schwangere, Leistungssportler und chronisch Kranke) sollten 0,8 Gramm Eiweiß pro Kilogramm Körpergewicht essen. Zur Verdeutlichung: Wenn Sie zum Beispiel 70 Kilogramm wiegen, dann sollten Sie 56 Gramm Eiweiß täglich zu sich nehmen. Sind Sie älter als 65 Jahre, sollte es ruhig etwas mehr sein (etwa ein Gramm pro Kilogramm Körpergewicht).

Wie beim Fett auch hier ein paar Rechenbeispiele, um ein Gefühl für die Angaben zu bekommen: Zwei Vollkornbrotscheiben enthalten sieben Gramm, eine Scheibe Kochschinken vier Gramm, eine Scheibe Emmentaler zehn Gramm, 250 Gramm gekochte Kartoffeln fünf Gramm und 150 Gramm gegartes Schweinefleisch 42 Gramm Eiweiß. Sie sehen, was den täglichen Bedarf betrifft, ist noch Luft nach oben. Wer doppelt so viel Proteine zu sich nimmt wie empfohlen, hat mit keinen negativen Auswirkungen zu rechnen. Nur bei Erwachsenen, die eine eingeschränkte Nierenfunktion aufweisen, kann sich diese aufgrund einer erhöhten Proteinzufuhr verschlechtern. Wer generell relativ viel Eiweiß isst, sollte auf ausreichende Flüssigkeitszufuhr achten, da beim Abbau von Eiweiß Harnstoff entsteht, der ausgeschieden werden muss. Interessant ist der Blick auf die viel beschworene Rolle von Eiweiß bei der Gewichtsreduktion. Richtig ist, dass eine höhere Proteinzufuhr mehr sättigt als eine niedrige. Das Ergebnis ist natürlich: Schneller und länger satt, keine Aufnahme von weiteren Kalorien, die Kilos schmelzen. Laut der DGE zeigen Studien, dass diese Strategie nur kurzfristig (drei bis sechs Monate lang) funktioniert. Über einen längeren Zeitraum hinweg verringert sich dieser Abnehmeffekt.

So viel zu den Makronährstoffen. Aber noch einen weiteren speziellen Nährstoff wollen wir uns ansehen – die sekundären Pflanzenstoffe, insbesondere die Phytoöstrogene, die bei vielen Frauen Fragen aufwerfen.

SEKUNDÄRE PFLANZENSTOFFE

Unter sekundären Pflanzenstoffen versteht man zum Beispiel Farb-, Duft- und Aromastoffe in Pflanzen. Sie erfüllen Funktionen wie das Anlocken von Insekten oder das Abwehren von Schädlingen. Enthalten sind sie in Obst und Gemüse, aber auch in Vollkornprodukten, Hülsenfrüchten oder Nusskernen.

Sekundäre Pflanzenstoffe sollen in der richtigen Dosis (siehe auch die Aktion »5 am Tag« von der DGE) den Blutdruck senken, antibakteriell wirken und – nicht unwichtig für das Gewicht – sich positiv auf Stoffwechselprozesse auswirken. Zu ihnen zählen: Carotinoide (u. a. Karotten, Orangen, Tomaten), Chlorophyll (grünes

Blattgemüse), Flavonoide (gelbe, rote, blaue Gemüse- und Obstsorten), Glucosinolate (u. a. alle Kohlarten, Senf, Meerrettich), Phe-
nolsäuren (u. a. Kaffee, Tee, Vollkornprodukte, Nusskerne), Phytin-
säure (Getreide), Phytoöstrogene (siehe unten), Phytosterine (u. a.
Nusskerne, Hülsenfrüchte, Soja), Polyphenole (u.a. Weintrauben),
Saponine (u. a. Hülsenfrüchte, Hafer, Spargel) und Sulfide (u. a.
Zwiebeln, Lauch).

Um in punkto sekundäre Pflanzenwirkstoffe auf der sicheren Seite
zu sein, können Sie sich an die Regel »ein Teller Buntes« halten. Die
leuchtenden Farben von Obst und Gemüse werden durch sekundäre Pflanzenstoffe hervorgerufen und stellen wegen ihrer antioxi-
dativen Wirkung Immunbooster dar.

Für und Wider der Phytoöstrogene

Zu den Phytoöstrogenen gehören die drei Strukturklassen Isoflavone, Lignane und Coumestane. Die Hauptquelle sind Soja und
Sojaprodukte wie Tofu. Sie geraten immer mal wieder in die Kritik. Sie interagieren mit den menschlichen Östrogenrezeptoren
und können bei einer bestimmten Dosierung auf körpereigene
Östrogene wirken, sie nachahmen oder hemmen. Laut der DGE ist
aber ein positiver Aspekt nicht von der Hand zu weisen: In Bezug
auf Brust- und Prostatakrebs scheint in asiatischen Ländern eine
erhöhte Zufuhr von Isoflavonen das Risiko für eine Erkrankung zu
vermindern. Japanerinnen klagen deutlich seltener über postmenopausale Beschwerden, was dem hohen Konsum der Isoflavonoi-
de zugeschrieben wird.

Aber auch in Vollkornprodukten, Leinsamen, Erbsen, Bohnen
und manchmal in ökologisch erzeugter Milch kommen sie vor.
Bei Beschwerden in den Wechseljahren, wie Hitzewallungen, können Phytoöstrogene gezielt eingesetzt werden, um die Hormone

wieder mehr auszubalancieren. Auch auf Blutfette sollen sie einen positiven Einfluss haben. Wenn Sie täglich mindestens 20 Gramm Sojaprotein essen, können Sie den Serumspiegel an LDL-Cholesterin, Gesamtcholesterin und Triglyzeriden senken.

WIE DER DARM UND DAS GEWICHT ZUSAMMENHÄNGEN

Vielleicht kennen Sie das: Es drückt und rumpelt im Magen, der Bauch ist aufgebläht, die Verdauung unregelmäßig. Viele Frauen fragen sich: Ist das eine Unverträglichkeit, zum Beispiel auf Laktose oder Gluten? Handelt es sich bei meinen Verdauungsstörungen um das Reizdarmsyndrom (RDS)? Was verursacht die vielen Beschwerden? Und sind diese rein körperlich? Welche Rolle spielt die Psyche dabei?

Vor allem in den Industrieländern nimmt die Diagnose Reizdarmsyndrom zu, in der westlichen Welt sind bis zu 15 Prozent der Menschen davon betroffen. Frauen erkranken daran doppelt so häufig wie Männer, jüngere Menschen sind eher betroffen als ältere. Für die Entstehung des RDS können genetische Faktoren verantwortlich sein, chronischer oder akuter Stress, Darmbakterien oder auch Störungen der Kommunikation in der »Darm-Hirn-Achse« (mehr darüber ab Seite 57).

Die Deutsche Gesellschaft für Gastroenterologie, Verdauungs- und Stoffwechselkrankheiten (DGVS) konstatiert: Krankheiten der Verdauungsorgane sind eine Volkskrankheit geworden. Man geht davon aus, dass bis 2032 die Zahl der Erkrankten um 22 Prozent ansteigt. Nicht zuletzt unsere veränderten Ernährungsgewohnheiten sind eine Folge davon (wie Fertiggerichte und Co. sowie die Mode, einseitigen Ernährungstrends zu folgen). Auch die zunehmende Bereitschaft, über eher peinliche Themen wie Darmprobleme offen zu sprechen und auch – aufgrund eines zum Teil großen Leidensdrucks – einen Arzt aufzusuchen, trägt dazu bei, dass Verdauungsstörungen präsenter sind. Auslöser für Verdauungsschwierigkeiten können zudem auch gewöhnliche Infekte sein, die nach einigen Tagen wieder abklingen. Nicht zu unterschätzen ist auch die psychische Komponente. Gefühle wie Angst oder Stress können aufgrund der intensiv kommunizierenden »Darm-Hirn-Achse« starke körperliche Reaktionen wie Brechreiz, Sodbrennen, Durchfall oder Verstopfungen hervorrufen. Haben Sie das selbst schon erlebt? Prüfungssituationen oder andere aufregende Ereignisse schlagen buchstäblich auf den Magen. Das ist nicht unnormal. Krankhaft wird es, wenn dieser Zustand über einen längeren Zeitraum anhält oder situativ immer wiederkehrt.

Wann wegen Verdauungsbeschwerden zum Arzt?

Gehören Sie zu den 15 Prozent der Menschen, die sich auch nach Jahren nicht an immer wiederkehrende Stresssituationen gewöhnen? Reagiert Ihr Magen oder Darm immer wieder gleich auf dieselbe Aufregung? Neben Autogenem Training und Achtsamkeitsübungen helfen neue kognitive Techniken, mit denen Denkmuster aktiv beeinflusst und Emotionen kontrolliert werden können. Fest steht: Wer dauerhaft unter seiner Verdauung leidet, der braucht medizinischen Rat. Denn eine reibungslose Verdauung ist die Voraussetzung, dass unsere Ernährung, und sei sie noch so gesund, auch auf den richtigen »Boden« fällt. Beim Abnehmen kommt der Verdauung eine immense Rolle zu – sie ist die Voraussetzung für einen aktiven Stoffwechsel.

Was macht der Arzt?

Bei einer Untersuchung checken Mediziner Folgendes: Wo sind die Schmerzen im Verdauungstrakt? Im unteren oder im oberen

Bauch? Wie lange halten sie an? Mehr als zwölf Wochen in den letzten sechs Monaten? Sind sie also laut Definition chronisch? Wie äußert sich der Schmerz und gibt es Begleiterscheinungen wie Fieber oder Gewichtsverlust? Natürlich werden zudem die Ernährungsgewohnheiten unter die Lupe genommen, auch die Möglichkeit einer »Zöliakie«, also Glutenunverträglichkeit, oder einer Schilddrüsenfunktionsstörung wird abgeklärt. Denn was für die meisten Menschen bei der Ernährung keine Auswirkungen hat, hat für Menschen, die an chronischen Darmerkrankungen leiden, unangenehme Folgen.

»FODMAPs« ausschließen

Die sogenannte »FODMAP«-Gruppe bezeichnet Lebensmittel, die möglicherweise problematisch für die Verdauung sein können. »Fodmap« ist die Abkürzung für »Fermentierbare Oligosaccharide, Disaccharide, Monosaccharide und Polyole«. Einfacher gesagt: Der Begriff bezeichnet eine Gruppe von Kohlenhydraten (zum Beispiel Fruktose und Laktose) und Zuckeralkoholen (wie Süßstoffe), die in vielen Lebensmitteln vorkommen. Nicht für jeden ein Problem, für Personen mit einem empfindlichen Magen-Darm-Trakt allerdings schon. Zu den FODMAPs zählen beispielsweise Weizenbrot, Steinobst, Kohlgemüse, Cashewkerne und laktosereiche Milchprodukte. Werden diese Nahrungsmittel nicht vollständig aufgespalten und abgebaut, gelangen sie in den Dickdarm, ziehen Wasser in den Darm oder werden von Bakterien abgebaut. Ein Prozess, der zu der Bildung von Gasen führt und dessen Folge Bauchschmerzen, Blähungen oder Durchfall sein können. Eine Ernährungsumstellung auf »FODMAP«-arme Kost – dazu gehören unter anderem Walnusskerne, Bananen, Brokkoli, fein geschrotete Produkte aus Dinkel, Hirse und Hafer, ja sogar Schokolade (dunkle Varianten)

– kann diese Symptome verbessern. Sie dauert etwa sechs bis acht Wochen und sollte von einem Arzt begleitet werden. Generell hilft ein Ernährungstagebuch bei der Detektivarbeit, welche Lebensmittel die wahren »Bösewichte« sind, die Kneifen, Druck und Unwohlsein verbreiten.

Der Arzt stellt auch Fragen zum Allgemeinbefinden, denn Reizmagen und Reizdarmsyndrom können auch eine psychische oder psychosoziale Ursache haben. Bevor wir darauf ab Seite 57 eingehen, noch ein kurzer Exkurs über den Verdauungsvorgang.

IN DEN BAUCH GESCHAUT

Unsere Verdauung funktioniert, vereinfacht ausgedrückt, so: Sobald wir zu essen beginnen, füllt sich der Magen mit konzentrierter Salzsäure und beginnt mit mahlenden Bewegungen, die Kost zu zerkleinern. Dies kann bis zu sechs Stunden dauern. Von dort aus gelangt die Nahrung in den Dünndarm, wo sie von Enzymen und Galle in ihre Nährstoffe aufgeteilt wird. Diese werden dann vom Darm bzw. von der Dünndarmschleimhaut resorbiert und im Körper verteilt. Die breiartige Masse, die übrig bleibt, wird durch rhythmische Bewegungen der Muskeln in der Darmwand weiterbefördert. Wichtig: Kraft, Zeit und Richtung dieser sogenannten Peristaltik hängen davon ab, was wir gegessen haben. Limonade beispielsweise resorbiert der Darm flink, Fett dauert. Im Dickdarm wird der Speisebrei durch Kontraktionswellen nochmals bearbeitet und es werden ihm etwa 90 Prozent Wasser entzogen. Der Darminhalt landet dann im Enddarm, was bei uns den Reiz zum Toilettengang auslöst.

Ganze vier bis fünf Tage kann es dauern, bis unsere Mahlzeit den bis zu neun Meter langen Verdauungstrakt durchwandert hat. Es handelt sich bei unserer Verdauung um ein Biosystem, das nicht wie ein Uhrwerk funktioniert, sondern von mehreren Faktoren beeinflusst wird (wie der Menge der zugeführten Ballaststoffe, Bewegungsmangel, Stress oder Medikamenten).

Nach dem Essen wird aufgeräumt

Nicht nur wir machen nach dem Essen die Küche sauber, unser Körper tut es uns gleich: Zwischen den Mahlzeiten läuft eine Art Säuberungsaktion, die »migrierender motorischer Komplex« genannt wird. Darunter versteht man wiederkehrende Kontraktionswellen, die in Spielfilmlänge, also etwa 90 bis 120 Minuten, von der Speiseröhre bis zum Enddarm alles aus dem Darm schrubben, was nicht richtig zerlegt oder aufgelöst wurde, wie Medikamentenreste oder schwer verdauliche Lebensmittel. Ist der Magen leer gefegt, bewegen die Magenmuskeln einen Mix aus Magensaft und Luft hin und her – und der Magen knurrt. Entscheidend dabei: Das Putzprogramm läuft nur ab, wenn wir nüchtern sind, also wenn gerade keine Nahrung im Magen-Darm-Trakt vorhanden ist. Dies ist am Abend und in der Nacht, während wir schlafen, der Fall. Der erste Biss ins Frühstücksbrot am Morgen beendet die Säuberungsaktion wieder.

Sie sehen: Dieses geniale Reinigungsprogramm ist neben den positiven Auswirkungen auf den Blutzuckerspiegel ein wesentlicher Punkt, warum das Einhalten der Abstände zwischen den Mahlzeiten nicht nur für unser Gewicht, sondern auch für unsere Gesundheit so extrem sinnvoll ist. Und wichtig zu wissen: Schon der kleinste Snack, auch ein Ökosesamkräcker oder ein gesunder Apfel, stoppt diese Prozesse abrupt. Also Finger weg von all den Kleinigkeiten zwischendurch, seien sie auch noch so verlockend. Anderenfalls müssen wir auf die natürliche Darmsanierung verzichten. Eine Folge könnte sein, dass sich Darmbakterien in dem sonst eher sterilen Dünndarm ansiedeln, was zu Problemen wie Bauchschmerzen, aufgeblähtem Bauch (abends stärker als morgens), Aufstoßen oder veränderten Stuhlgewohnheiten führen kann. Via Atemtest kann der Arzt herausfinden, ob dem so ist. Auch hier kann eine FODMAP-arme Ernährung helfen.

DIE DARM-HIRN-ACHSE

Eben haben wir diese Verbindung schon angesprochen. Die Zwiesprache zwischen Darm und Gehirn beschäftigt derzeit nicht nur die wissenschaftliche Forschung, sie ist auch ein großes mediales Thema – und das aus gutem Grund. Die zwei unabhängigen, komplexen Körpersysteme von Darm und Gehirn haben quasi eine Standleitung. Würde man den Darm rein auf seine Verdauungsarbeit reduzieren, wäre das falsch. Er verfügt über das enterische Nervensystem (ENS), auch das »zweite Gehirn« oder »Bauchhirn« genannt, das aus 50 bis 100 Millionen Nervenzellen besteht. Das sind in etwa so viele, wie sich auch in unserem Rückenmark befinden. Zudem enthält die Darmwand mehr Immunzellen als das Knochenmark und das Blut. Der Darm speichert 95 Prozent des körpereigenen Serotonins. Dieses Hormon brauchen wir nicht nur für die Verdauung, wir benötigen es zudem für lebenswichtige Funktionen wie Schlaf, Wohlbefinden und, Sie ahnen es, Appetit! Wie aber erfährt das Gehirn, was dem Darm gerade wichtig ist – und umgekehrt? Zum einen sind beide durch dicke Nervenstränge miteinander »verkabelt«, zum anderen kommunizieren sie mittels Hormonen und Entzündungsmolekülen im Blut. Beide senden Signale an den jeweils anderen, was Reaktionen auslösen kann. Zum Beispiel sendet der Darm nach einer köstlichen Mahlzeit Signale, die im Gehirn das Sättigungs- bzw. Wohlgefühl hervorrufen – und wir hören im Idealfall dann auf zu essen.

57

Das Gehirn »antwortet« aber auch auf bestimmte ihm übermittelte Signale und ruft somit wiederum im Verdauungstrakt eine Reaktion aus. Streiten Sie sich heftig mit Ihrem Partner beim Abendessen, so kann dies dazu führen, dass der Magen seine Zerkleinerungsarbeit stoppt und sich stattdessen krampfhaft zusammenzieht. Das Resultat: Ihr Essen wird nicht vollständig verdaut, liegt teilweise noch in Ihrem Magen und beschert Ihnen eine schlaflose Nacht, weil vielleicht a) der Streit noch in Ihnen lodert (wenn möglich, dann klären Sie wenigstens diesen Schlafstörer) und b) ganz sicher weniger – oder gar keine – nächtlichen Säuberungsaktionen durchgeführt werden können. Mit wem und wie Sie essen und wie Sie sich dabei fühlen, hat also nicht nur Einfluss auf unser Wohlbefinden, sondern auch auf unsere Nahrungsverwertung. Außerdem speichert das Gehirn die konkreten Empfindungen, die eine Mahlzeit hervorruft, wenn wir sie zu uns nehmen, und lenkt damit auch Entscheidungen, was wir in Zukunft essen und trinken.

BAKTERIEN UND GEWICHT

Es ist und bleibt eine merkwürdige Vorstellung: In unserem Körper leben ganze Horden von Bakterien, auf der Haut, im Magen, in der Mundhöhle und im Darm. Dort sind es über 100 Billionen Bakterien, die sich in etwa 1.000 Arten aufteilen und von denen sich die meisten im Dickdarm befinden. Die Bakterien gehören, wie auch Pilze und Viren, zu den Mikroorganismen und sind nicht nur Teil des Verdauungssystems, sie wirken auch aktiv an der Kommunikation Darm-Hirn-Darm mit. In neuen Studien wie zum Beispiel in der 2018 im Journal »Cell« veröffentlichten Studie (7) fand man heraus, dass nicht nur das enterische Nervensystem mit dem Gehirn interagiert, sondern auch das Mikrobiom den sogenannten »Vagusnerv« nutzt, der vom Gehirn aus auch bis zum Darm führt und den Austausch der Informationen möglich macht. 90 Prozent dieses Datenstroms bewegt sich übrigens vom Darm in Richtung Gehirn. Die Wissenschaft beschäftigt sich deshalb so intensiv mit dem Mikrobiom, weil es enormen Einfluss auf unser Befinden und unsere Gesundheit hat. Das, was wir essen und trinken, wirkt sich positiv oder eben negativ auf unsere Bakterien im Darm und auf unsere Psyche aus.

AUFGABEN DER DARMMIKROBIOTIKA

Die im Darm lebenden Mikroorganismen haben eine umfangreiche To-do-Liste: Sie helfen beim Verdauen von Nahrungsbestandteilen, bei der Steuerung des Stoffwechsels sowie beim Verarbeiten und Entgiften gefährlicher Chemikalien. Zudem beugen sie dem Eindringen und der Vermehrung gefährlicher Krankheitserreger vor und unterstützen beim Trainieren und Regulieren des Immunsystems. Die vielen aktuellen Forschungen zu den Darmmikrobiotika zeigen immer deutlicher, dass sie nicht nur starken Einfluss auf unsere Gesundheit haben können, sondern auch mit verschiedenen Erkrankungen in Verbindung gebracht werden, wie entzündlichen Darmerkrankungen, Alzheimer oder Depressionen.

Das Mikrobiom ist beeinflussbar

In einer Studie mit Fruchtfliegen aus dem Jahr 2017 fanden Forscher aus Portugal (8) heraus, dass bestimmte Bakterien die Fruchtfliegen dazu brachten, Zucker oder Hefe zu bevorzugen. Anders als man früher vermutete, ist das Mikrobiom kein starres Gebilde, das unveränderbar ist. Glücklicherweise können wir mit unserer Ernährung Einfluss darauf haben und es optimieren. Doch auch umgekehrt ist die bakterielle Zusammensetzung der Darmflora wankelmütig, reagiert zum Beispiel auf die Einnahme von Medikamenten, auf Reisen in andere Länder mit ungewohnten Spezialitäten oder auf bestimmte Nahrungsmittel wie es zum Beispiel beim zu Recht verteufelten Fast Food der Fall ist. Einen Hinweis dafür liefert ein kurioses Experiment, das ein britischer Professor für genetische Epidemiologie am King's College in London durchführte. Er bat seinen damals 23-jährigen Sohn, zehn Tage lang nur Fast Food zu essen, also viel Frittiertes, viel Fleisch und Kohlenhydrate, und täglich für das Labor eine Stuhlprobe abzugeben, um zu sehen, wie sich sein Mikrobiom daraufhin entwickelte. Die Auswirkungen auf den Darm waren alarmierend: Zum Ende des Experiments waren etwa 40 Prozent der Bakterienarten nicht mehr vorhanden – und das binnen so kurzer Zeit! Das Fazit: Nur eine gesunde und ausgewogene Ernährung garantiert eine Bakterienvielfalt. Denn einige dieser Mikroorganismen verwerten Nahrung anders als andere ihrer Artgenossen, spalten die Nahrung besser auf, gewinnen mehr Energie aus ihr, wirken sich anders auf den Stoffwechsel aus.

Dazu eine weitere aufschlussreiche, im Wissenschaftsmagazin »Nature Medicine« im Jahr 2019 veröffentlichte Studie (9): Ein belgisches Forschungsteam der Katholischen Universität in Louvaine belegte, dass Übergewichtige im Darm einen Mangel an Akkermansia-muciniphila-Bakterien aufweisen. Dieses Bakterium ist für die Neubildung der Darmschleimhaut verantwortlich. Nimmt die Schleimhaut ab, so ist die Darmwand weniger geschützt, das Risiko eines durchlässigen Darms (auf Englisch als »leaky gut« bezeichnet) und für Entzündungen steigt.

Was das mit dem Übergewicht zu tun hat? Nun, viel! Denn schummeln sich Eindringlinge durch die undicht gewordene Darmbarriere in den Blutkreislauf, so reagiert der Körper – oder besser gesagt, das Immunsystem – mit einer klassischen Entzündungsreaktion. Und chronische Entzündungen setzen das Speichern von Fett in den inneren Organen und am gesamten Körper in Gang. Und: Eine gesunde Darmbarriere mit einer gesunden Schleimschicht sorgt dafür, dass »Dickmacher« wie schnell verdauliche Zucker und Kohlenhydrate im Darm nicht sofort resorbiert werden. Übergewichtigen bis adipösen Testpersonen wurde das Akkermansia-muciniphila-Bakterium innerhalb der Pilotstudie verabreicht. Sie nahmen es drei Monate lang ein und veränderten ihre Ernährungsgewohnheiten nicht. Stoffwechsel und Körpergewicht verbesserten sich ohne spezielle Diät.

Die Studie der Kieler Christian-Albrechts-Universität aus dem Jahr 2019 untermauert diese These (10). Im Rahmen dessen wurden 1.280 Stuhlproben von Normalgewichtigen, Übergewichtigen und Übergewichtigen mit Diabetes mellitus untersucht. Bei Übergewichtigen – egal ob mit oder ohne Diabetes mellitus – zeigte sich das Mikrobiom deutlich verändert, vor allem eben bei der Bakteriengattung Akkermansia muciniphila, aber auch bei den Gattungen Faecalibacterium, Oscillibacter und Alistipes. Das bedeutet, dass die deutlich verringerte Artenvielfalt der Bakterien vor allem im Übergewicht begründet liegt.

DIE RICHTIGE ERNÄHRUNG FÜR DAS MIKROBIOM

Mit der richtigen Ernährung können wir unser Mikrobiom also regelrecht hegen und pflegen. Wie füttern wir die »guten« Bakterien und sorgen außerdem für eine große Vielfalt? Ein richtig detailliertes »Fütterungsprogramm« aus der Forschung gibt es leider (noch) nicht. Vieles ist aufgrund des immensen Datenvolumens noch unerforscht. Doch man nimmt an, dass unsere »Mitbewohner« im Darm vor allem generell das mögen, an was sie sich im Laufe der Evolution gewöhnt haben.

Sie ahnen es: Es geht wieder um natürliche und pflanzliche Kost. Keine künstlich zusammengemischten Lebensmittel mit vielen Zusatzstoffen, keine übermäßig fettreichen, gesalzenen oder gezuckerten Speisen. Wir Europäer ernähren uns durchschnittlich bis zu 80 Prozent von hoch verarbeiteten Lebensmitteln, die die »Dickmacher«-Bakterien florieren lassen und die »Schlank«-Bakterien minimieren. Viel besser sind ballaststoffreiche Lebensmittel. Bei deren Verdauung entstehen, wie bereits erwähnt wurde, kurzkettige Fettsäuren, die die guten Bakterien im Darm fördern.

Präbiotika fördern die Darmgesundheit

Bei Präbiotika handelt es sich nicht um Mikroorganismen, sondern um Ballaststoffe, die die Verdauungsenzyme nicht abbauen können. Dazu gehören Pflanzeninhaltsstoffe wie Inulin (u. a. in Chicorée, Spargel, Lauch, Knoblauch) und Oligofruktose (Hafer, Roggen, Zwiebeln, Tomaten etc.), die den »guten« Bakterien als Energiequelle dienen. Umgehend werden die Ballaststoffe von den Bakterien verwertet und dadurch vermehren sie sich im Dickdarm. Allerdings müssen laut Studien täglich und über Wochen mindestens fünf Gramm von den präbiotischen Lebensmitteln in Ihrem Darm landen. Ein Freifahrtschein für die Gemüseabteilung also!

Zusätzlich noch zu Lebensmitteln wie Wurst, Müsliriegel oder Backwaren zu greifen, die von den Herstellern mit Inulin oder Oligofruktose angereichert wurden, ist laut der Empfehlung der Europäischen Behörde für Lebensmittel (EFSA) nicht notwendig.

Was bringen probiotische Pillen und Pulver?

Vor ein paar Jahren boomte der Markt der Probiotika (abgeleitet vom griechischen Ausdruck »pro bios« = »für das Leben«). Die Pillen, Pulver und Tropfen sollen – rezeptfrei – gegen Stress helfen, ein schwaches Immunsystem wieder »auf Trab« bringen, in der Schwangerschaft unterstützend wirken, die Verdauung optimieren, Haut, Nägel und Haare verschönern. Und weil das verheißungsvolle Versprechungen sind, wird mit den Bakterienpräparaten ein erstaunlicher Umsatz gemacht. Mit Nahrungsergänzungsmitteln im Allgemeinen wurden 2018 2,1 Milliarden Euro erwirtschaftet. Der Umsatz von Probiotika für den Verdauungstrakt stieg in den letzten fünf Jahren um 15 Prozent auf 152 Millionen Euro.

Was uns an den Probiotika vermutlich reizt: Sie suggerieren uns, es ließe sich so bequem Magen-Darm-Problemen entgegenwirken. Wie sieht der aktuelle Stand der Forschung dazu aus? Recht widersprüchlich. Einige sprechen den Probiotika bei bestimmten Beschwerden einen positiven Effekt zu, andere widerlegen ihre universelle Heilkraft deutlich. Bei entzündlichen Darmerkrankungen wie Colitis ulcerosa beispielsweise können sie durchaus helfen, müssen aber dauerhaft eingenommen werden. Generell sind sie aber kein Allheilmittel. Unklar ist bisher, inwiefern sich die Faktoren »Bakteriengattung«, »Mikrobenmenge« und »Individualität des menschlichen Mikrobioms« – das wie ein Fingerabdruck bei jedem Menschen einzigartig ist – auswirken. Manche Probiotika können sogar Schaden anrichten, indem sie gesunde Bakterienstämme verdrängen. Wenn Sie Darmproblemen vorsorgen möchten, sollten Sie dies über die Ernährung tun: wenig rotes Fleisch und Wurst, dafür zweimal die Woche Fisch sowie täglich Gemüse und Getreide mit vielen Ballaststoffen (Empfehlungen ab Seite 41). Aufgrund ihrer Auswirkungen auf Seele und Gefühlswelt über den Darm bezeichnet man sie neuerdings auch als »Psychobiotika«. Sie sehen also: Weder benötigen Sie probiotische Pillen noch Lebensmittel mit künstlich zugesetzten probiotischen Wirkstoffen.

DER UNTERSCHIED DER GESCHLECHTER

Verliebt, verlobt, verheiratet – und hier enden Filme oftmals. Doch wie hätten sich Filmfiguren wohl im wahren Leben weiterentwickelt – auch hinsichtlich ihres Gewichtes? Antwort darauf gibt eine deutsche Studie, die 2018 veröffentlicht wurde (11). Forscher haben über 16 Jahre hinweg über 20.000 Menschen beobachtet und konnten einen Zusammenhang zwischen dem Zusammenleben von Mann und Frau oder dem Umstand einer Heirat und dem BMI aufdecken. Beide, Mann und Frau, legen nach dem Zusammenleben signifikant an Kilos zu. Die Gewichtszunahme ist bei verheirateten Paaren sogar doppelt so hoch.

Dieses Phänomen konnten wir auch an uns selbst beobachten. Gemütliche Abende auf der Couch und am Küchentisch gewannen nach und nach gegenüber Club- und Restaurantbesuchen die Oberhand. Während man als Single am Abend keinen Aufwand ums Essen betrieben hat, ist das als Ehepaar grundsätzlich anders. »Was kochen wir denn heute Abend?«, wird schon am Nachmittag per SMS ausgetauscht. Hinzu kommt, dass man an den Wochenenden gerne Familie und Freunde einlädt, Unmengen an Essen dafür kocht und auch der Grill steht allzeit bereit auf dem Balkon oder der Terrasse.

Nach spätestens drei bis vier Jahren zeigt sich das bequeme, genussvolle Eheleben bei vielen Menschen auf der Waage. Vor allem, wer dazu neigt, schnell zuzunehmen, sollte dies im Hinterkopf behalten und sich durch die Geselligkeit nicht dazu verleiten lassen, mehr zu essen als eigentlich nötig. Liebe geht richtigerweise durch den Magen und sollte sich im Herzen, aber nicht auf den Hüften oder dem Bauch verfestigen.

Kommen in der Beziehung Kinder zur Welt, geht der Zeiger der Waage laut Studien kurioserweise insbesondere bei den Männern weiter nach oben. Kommt es zur Trennung, geht es eher bergab mit dem Gewicht, insbesondere bei den Frauen. Eine Scheidung kann aber auch dazu führen, dass sich bei den Männern das Gewicht wieder nach oben bewegt. Alles Anzeichen dafür, wie Emotionen und Essen zusammenhängen: Besonders in Krisen und Stressphasen sollten wir auf eine gute Ernährung achten.

Auch für viele Männer spielt mittlerweile das eigene Gewicht eine große Rolle, allerdings sind es überwiegend die Frauen, die sich viele Gedanken zu diesem Thema machen. Interessant dabei: Die deutschen Frauen schneiden im Gegensatz zu den Männern in Deutschland im internationalen Vergleich gar nicht so schlecht ab.

WIE BMI UND LEBENSERWARTUNG ZUSAMMENHÄNGEN

Allerdings ist es gut, dass Frauen besser auf ihr Gewicht achten, denn es hat für sie auch eine größere gesundheitliche Bedeutung, wie eine niederländische Studie aus dem Jahr 2019 zeigt (12). Der BMI einer Frau wirkt sich stärker auf die Lebenserwartung aus, als dies bei Männern der Fall ist. Interessant ist auch, dass neben Bewegung und Gewicht die Körpergröße einen Einfluss auf die Lebenserwartung der Frauen ausübt. Frauen mit mehr als 175 Zentimeter Körpergröße vollendeten mit 31 Prozent höherer Wahrscheinlichkeit das 90. Lebensjahr als Frauen unter 160 Zentimeter Körpergröße. Bei Männern waren diese Unterschiede nicht zu entdecken. Interessant in dieser Studie war zudem die Beobachtung, dass Alltagsaktivitäten wie Gartenarbeit, das Gassigehen mit dem Hund und regelmäßig betriebener Freizeitsport sich bei Frauen anders auf die Lebenserwartung auswirkte als bei Männern. Bei Männern zeigte sich ein linearer Zusammenhang zwischen körperlicher Aktivität und Langlebigkeit. Jeweils 30 Minuten mehr Bewegung pro Tag schlug sich in einer um jeweils fünf Prozent erhöhten Chance nieder, 90 Jahre oder älter zu werden. Bei Frauen konnte man dagegen keinen linearen Zusammenhang feststellen. Wer zwischen 30 und 60 Minuten pro Tag körperlich aktiv war, erreichte die 90 mit 39-prozentig höherer Wahrscheinlichkeit als bei weniger als 30 Minuten täglicher Belastung. Die optimale Spanne pendelte sich bei 60 Minuten ein, mehr brachte kaum einen Zugewinn an Lebensjahren. Von den 120.000 Männern und Frauen, die im Alter zwischen 55 und 69 Jahren in die Studie eingeschlossen wurden, erreichten 16,7 Prozent der Männer und 34,4 Prozent der Frauen den 90. Geburtstag.

Frauen werden durchschnittlich älter als Männer, was an ihrer gesünderen Lebensweise und dem gesünderen Essen liegen könnte. Laut einer Presseinformation der Deutschen Gesellschaft für Ernährung (DGE) aus dem Jahr 2014 essen Männer doppelt so viel Fleisch, Fleischerzeugnisse und Wurstwaren wie Frauen. Vermutlich auch, weil das Mehr an Muskelmasse, das sie mitbringen, gefüttert werden muss. Die meisten Männer genießen mitunter ohne Reue, denn schließlich ist bei ihnen ein bisschen Bauch eher gesellschaftlich akzeptiert. Frauen zeigen in der Regel ein anderes Essmuster – wobei grundsätzlich nicht pauschalisiert werden sollte. Es gibt selbstverständlich genauso Männer, die sich vegetarisch oder sogar vegan ernähren, wie auch Frauen, die nichts lieber als ein Steak essen. Meist greifen Frauen jedoch häufiger zu gesunden Lebensmitteln wie Gemüse, Obst, Vollkorn, Geflügel oder Milchprodukten. Obiger Ernährungsbericht ergab zudem, dass entgegen der These, dass eher Frauen zum Naschen neigen, es die Männer sind, die mehr Zucker, Süßwaren, Kuchen, Knabberartikel und Co. zu sich nehmen.

Hier mag auch die Erziehung hineinspielen. Mädchen werden von ihren Eltern eher zu einem maßvollen Umgang mit dem Essen angehalten, bekommen vorzugsweise Obst und Gemüse angeboten, wie viele soziologische Untersuchungen zeigen. Jungen erhalten im Gegensatz dazu von vorneherein eine eher größere Portion und noch eine Extrascheibe Wurst.

Als Schwester von zwei Brüdern kann ich (Marion) das bestätigen. Zwei Rouladen oder zwei Scheiben Kassler pro Teller waren Standard bei meinen Brüdern. Meist verzichtete ich sogar auf mein Schnitzel oder das Bratenstück und aß lieber die selbst gemachten Spätzle meiner Mutter mit Sauce und Rosenkohl. Daraufhin rangelten sich meine Brüder buchstäblich um meine Portion Fleisch. Während sie lauthals stritten, kam lautlos die Gabel meines Vaters herüber auf meinen Teller und spießte meine Roulade auf. Fleisch und Wurst mochte ich als Teenager nicht wirklich, was dann schließlich dazu führte, dass ich mich viele Jahre vegetarisch ernährte. Fisch, Käse, Eier, Quark, Joghurt, Nusskerne oder auch Hülsenfrüchte waren meine bevorzugten Eiweißquellen – bis zu dem Tag, als ich meinen Mann kennenlernte. Er und übrigens auch seine Söhne können sich ein Essen ohne Fleisch praktisch nicht vorstellen. Seither esse ich auch hin und wieder ein bisschen rotes Fleisch – selten, aber mit Genuss.

Schon in meinen Teenagerjahren war ich (Julie) zu Hause zuständig für gesunde Ernährung, ein wenig zum Leidwesen meiner Familie. Mein Vater bekam regelmäßig den Auftrag, körbeweise frisches Obst und Gemüse vom Markt aus der Stadt mitzubringen. Zudem sollte für uns alle vorwiegend vegetarisch gekocht werden – nicht zur Freude meines Bruders. Hatte ich die Wahl, wählte ich immer die vegetarische Variante. Es gibt bei mir auch heute nur noch zwei- bis dreimal im Monat Fleisch vom Biobauern.

Sie merken an unseren Geschichten: Männer und Frauen essen anders. Aber auch der Blick auf sich selbst oder den Partner ist ein anderer. Frauen sind eher überkritisch mit sich, während Männer beispielsweise die Cellulitis ihrer Partnerin oft einfach nicht sehen. Hier sollten wir Frauen uns vielleicht etwas mehr Gelassenheit und Selbsttoleranz bei den Männern abschauen.

Welche Rolle spielen Hormone bei unseren Nahrungsvorlieben? Welche spannenden körperlichen Vorgänge gibt es hierzu zu entdecken, welche Rückschlüsse aus Studien zu ziehen? Nun heißt es Bühne frei für die wichtigsten Botenstoffe, die Ihren Stoffwechsel, Ihren Appetit und damit auch Ihr Gewicht beeinflussen. Eingangs haben wir es schon angesprochen: Hormone gelten als Regisseure des Lebens. Unser Hormonsystem (abgeleitet vom griechischen Wort hormon = antreiben) wird auch endokrines System genannt (abgeleitet von den griechischen Wörtern endon = innen; krínein = entscheiden). Es regelt unseren Stoffwechsel und alle Organfunktionen – und hat zudem Einfluss auf unsere Gefühle und unser Denken. Bevor es gleich um den Einfluss des endokrinen Systems auf insbesondere unseren weiblichen Körper gehen soll, nehmen wir zunächst das bereits angesprochene Sättigungshormon Leptin sowie das so ungeliebte Fettgewebe genauer unter die Lupe.

WAS DIE FETTGEWEBEHORMONE BEWIRKEN

Unser Fettgewebe ist ein endokrin aktives Organ, in dem Hormone und Botenstoffe produziert werden, die unterschiedliche Aufgaben haben. Das Hormon, das das Gewicht reguliert, kennen Sie bereits: Es heißt Leptin. Es wird von den Fettzellen hergestellt und ist für die Regieanweisung »Sättigung eingetreten« ans Gehirn zuständig. Denn wenn Leptin in ausreichender Menge im Blut vorhanden ist, empfinden wir ein angenehmes Sättigungsgefühl – ein wichtiger Regulator für unsere Verdauung. Es sorgt dafür, dass wir nichts mehr essen, um eine optimale Aufschlüsselung und Resorption der Nährstoffe zu gewährleisten. Die hierfür erforderlichen biochemischen Prozesse benötigen eine gewisse Zeit und sind auch mengenmäßig begrenzt. Sie kennen das wahrscheinlich: Wenn Sie zu viel gegessen haben, rächt sich Ihr Darm mit Bauchschmerzen, Blähungen, Übelkeit, Erbrechen und Unwohlsein. Das führt zu einer Fehlverdauung (Maldigestion) und Fehlresorption. Ein ausgeglichenes Wechselspiel von Hunger und Sättigung ist Grundlage für ein optimal funktionierendes Verdauungssystem.

In der Einleitung haben wir bereits gesehen: Um unser langfristiges Überleben zu garantieren, funktioniert unser Energiestoffwechsel noch wie in der Steinzeit. In Zeiten des Nahrungsüberangebotes werden Energiereserven in Form von Fett möglichst schnell angelegt. Und in Zeiten des Nahrungsmangels kann der gesamte Energiestoffwechsel auf Sparflamme geschaltet werden. Dieser an sich gut funktionierende Regelkreis kann durch bestimmte Faktoren gestört werden und sich so fatal auf das Gewicht auswirken.

FUNKTION DES HORMONS LEPTIN

Einer dieser Fälle sind extreme Diäten. Bei einer Kalorienrestriktion wird dem Gehirn über Leptin mitgeteilt, dass Nahrungsmangel herrscht. Daraufhin schränkt unser sparsames Gehirn den Stoffwechsel ein: Der Grundumsatz wird gedrosselt, damit keine Kalorien vergeudet werden. Gleichzeitig wird auch die Sättigungsgefühlsschwelle erhöht, damit wir mehr essen, um den Nahrungsmangel auszugleichen. Dieser Mechanismus erklärt beispielsweise auch den Jo-Jo-Effekt vieler Diäten – man spricht dann auch von einer Leptinresistenz. Dies bedeutet, dass das Gehirn nicht mehr oder nicht mehr richtig auf das Sättigungshormon reagiert und praktisch unempfindlich darauf geworden ist. Dieses Phänomen trifft man sehr häufig bei adipösen Menschen an, da sie im Vergleich zu schlanken Personen hohe Leptinwerte aufweisen.

Wie entsteht eine Leptinresistenz?

Wissenschaftler aus Marburg haben 2014 im Tierversuch zumindest einen Ansatz dafür gefunden, woran dies liegen könnte (13). Sie konnten zeigen, dass eine sehr fettreiche Ernährung Grund für die Entwicklung einer Leptinresistenz ist. Dafür wurden Mäuse eingesetzt, die von Natur aus kein Leptin bilden können. Diese sehr seltene, angeborene Erkrankung gibt es auch beim Menschen, was von Geburt an eine sehr große Fettleibigkeit bedeutet. Die Mäuse erhielten Leptin in hohen Dosen und nahmen danach alle bis zu einem Normalgewicht ab.

Um den Einfluss der Ernährung auf die Leptinresistenz im Gehirn zu untersuchen, wurden die Mäuse in zwei Gruppen aufgeteilt. Eine Hälfte der Tiere erhielt normales Futter, während der zweiten Hälfte sehr fettreiches Futter zugeführt wurde. Die Gruppe von Mäusen, deren Futter reich an gesättigten Fettsäuren war, nahm stark zu. Die andere hingegen blieb schlank. Das fettreiche Futter hatte zur Folge, dass die gewichtsreduzierende Wirkung des Leptins nicht eintreten konnte. Daran wird deutlich, weshalb die Wahl der richtigen Fette eine solch tragende Rolle bei unserer Ernährung spielt (siehe ab Seite 44).

Ein Forscherteam des Helmholtz Zentrums München widmete sich 2018 innerhalb eines Tierversuchs der Frage, wie sich die Leptinempfindlichkeit der Gehirnzellen wiederherstellen lässt (14). Dabei konnte die pflanzliche Substanz Celastrol die Leptinsensitivität wiederherstellen, was in der Folge zu einer Gewichtsabnahme führte. Der Wirkstoff Celastrol, der in der chinesischen Medizin verwendet wird, entstammt der Pflanze »Wilfords Dreiflügelfrucht«, einem Vertreter der Spindelbaumgewächse aus Südchina. Bisher war die Substanz vor allem durch ihre antientzündliche Wirkung bekannt. Celastrol führte zudem zu einer Verbesserung des Diabetes mellitus bei fettleibigen Mäusen. Ob die Wirkung auch auf den Menschen zutrifft, muss durch Studien belegt werden.

GUTER SCHLAF HILFT BEIM ABNEHMEN

Auch durch weitere Faktoren kann dieses System empfindlich gestört werden. Dass sich ausreichend Schlaf insgesamt sehr positiv auf unser gesamtes Wohlbefinden auswirkt – geschenkt! Schlafmangel kann zudem bekanntermaßen Herz-Kreislauf-Erkrankungen, Krebs, Stoffwechselerkrankungen wie auch seelische Leiden begünstigen. Aber warum ist Schlaf auch fürs Abnehmen und Schlankbleiben wichtig? Bei gutem Schlaf ist nachts unser Leptinspiegel hoch, sodass wir keinen Hunger verspüren und uns regenerieren können – auch unser Darm erhält eine Pause, die er für besagte Putzaktion nutzt. Das ist auch der Grund für den vermehrten Hunger bei Schlafentzug oder Schlafstörungen: Durch den verringerten Leptinspiegel geht der Körper davon aus, dass die Fettreserven sich dem Ende neigen. Das Gehirn vermeldet Hunger, obwohl eigentlich gar kein weiterer Energiebedarf besteht. Die Folge: Es wird mehr Fett für die vermeintlich schlechten Zeiten zurückgelegt, was sich auf der Waage bemerkbar macht. Das bedeutet für Sie: Ihr Schlaf sollte Ihnen ab sofort heilig sein! Deshalb schauen wir uns in einem Exkurs diese wertvolle Regenerationszeit einmal etwas genauer an.

EXKURS ZUR CHRONOBIOLOGIE

Zwischen unserem Tag-Nacht-Rhythmus, dem Energiestoffwechsel und unserem Essverhalten bestehen enge Verbindungen. Viele Menschen klagen über einen schlechten oder zu wenig nächtlichen Schlaf oder müssen aufgrund von Schichtarbeit den Tag-Nacht-Rhythmus komplett verschieben. Unser Körper hat sich in Millionen von Jahren an den Hell-Dunkel-Wechsel der Erde optimal angepasst, damit Nahrungsaufnahme und Erholungszeiten des Körpers energetisch optimal genutzt werden können. Die dafür zuständige zentrale Schaltuhr sitzt im Hypothalamus unseres Gehirns. Über spezielle Fotosensoren unserer Netzhaut wird der Tag-Nacht-Rhythmus täglich mit dem Gehirn synchronisiert. Für die Entdeckung der dafür zuständigen »Uhrengene« gab es übrigens 2017 den Nobelpreis. Aber nicht nur Licht und Dunkelheit, sondern auch körperliche Aktivität und Essgewohnheiten beeinflussen, wie unsere »Uhrengene« ticken. Während des Schlafes spielen sich viele hormonell gesteuerte Erholungsprozesse ab, die je nach Schlafphase Wachstumshormone oder Cortisol ausschütten. Dieser innere Taktgeber bestimmt, wie viel Schlaf Sie benötigen und wann Ihre optimale Einschlafzeit ist. All dies ist zum Teil genetisch fixiert, wird aber auch durch unseren Lebensstil beeinflusst.

Sind Sie eine Lerche oder eine Eule? Auch dies wirkt sich auf unterschiedliche Essgewohnheiten aus. Lerchen frühstücken gerne und gut, wohingegen Eulen meist erst am späten Vormittag ihre erste Mahlzeit zu sich nehmen. Aus bislang ungeklärten Gründen tun sich die Eulen auch schwerer, an Gewicht abzunehmen als Lerchen. Sie bevorzugen auch andere Lebensmittel, essen weniger gern Früchte und trinken mehr Alkohol als Lerchen. Dies liegt vielleicht auch daran, dass Menschen abends und nachts grundsätzlich ungesündere Lebensmittel zu sich nehmen als tagsüber.

Schlafentzug sorgt dafür, dass sich die Gehirnaktivität stark vermindert, wenn es um die Beurteilung unseres Appetits geht. Gleichzeitig steigt die Aktivität in belohnungsassoziierten Hirnzentren. Das bewirkt, dass unser Verlangen nach kalorienreichen und besonders schmackhaften Nahrungsmitteln nach einer schlechten Nacht erhöht ist. Kennen Sie das nicht auch? Am Morgen treibt es uns unweigerlich zum Kühlschrank und die Pizza wird auch kalt verschlungen. Hinterher muss unbedingt noch was Süßes her. Diesem unbändigen Verlangen kann man kaum widerstehen, weil Schlafmangel definitiv unsere Lust auf ungesunde Lebensmittel durch Aktivierung bestimmter, die Emotionen steuernder Gehirnbereiche verstärkt. Mit Willen allein (Cortex des Gehirns) kommt man da kaum gegen an.

Schlafmangel macht zudem hungriger. Bei Menschen mit kurzer Schlafdauer kann man erhöhte Werte des appetitanregenden Hormons Ghrelin (siehe Seite 78) im Blut messen. Zahlreiche wissenschaftliche Untersuchungen (15) zeigen daher einen direkten Zusammenhang zwischen Schlafdauer und Gewichtszunahme. Schläft ein Mensch durchschnittlich weniger als sechs Stunden pro Nacht im Vergleich zu sieben bis acht Stunden, so hat er ein 60 Prozent höheres Risiko für die Entwicklung von Adipositas. Auch Schichtarbeit stellt demnach einen Risikofaktor für Übergewicht dar: Je älter die Menschen, desto schlechter wird der Nachtdienst verkraftet und desto größer der Gewichtszuwachs.

Nachts gilt: Licht aus

Warum auch eine gute Schlafhygiene so wichtig für unser Gewicht ist, konnte eine US-amerikanische Studie aus dem Jahr 2019 mit mehr als 43.000 Frauen nachweisen (16). Sie zeigte, dass weniger als 20 Prozent der Frauen nachts völlig im Dunkeln schlafen. Bei etwa 40 Prozent leuchtete wenigstens ein Nachtlicht, bei etwa 30 Prozent drang von außen Licht in das Schlafzimmer und weitere zehn Prozent ließen nachts Deckenlampe oder Fernsehen an. Befand sich die Lichtquelle innerhalb des Zimmers, wie ein kleines Nachtlicht, war das Risiko für die Entwicklung von Adipositas um 33 Prozent und das Risiko für Übergewicht um 22 Prozent erhöht. Je mehr Licht die Frauen nachts ausgesetzt waren, desto höher das Risiko für eine Gewichtszunahme. Wer nachts viel Kunstlicht ausgesetzt war, wies ein ungleichmäßigeres Schlaf-Wach-Muster auf, schlief weniger, brauchte länger, um einzuschlafen, und wachte nachts häufiger auf. Besonders Licht von Bildschirmen wie Smartphone oder Computer wirkte sich negativ auf die Schlafqualität aus. Denn dieses kurzwellige blaue Licht hemmt die Melatoninproduktion stärker als anderes Kunstlicht und bringt den Tag-Nacht-Rhythmus aus dem Gleichgewicht, wie eine niederländische Studie aus dem Jahr 2019 nachwies (17). Nagetiere, die abends eine Stunde blauem Kunstlicht ausgesetzt waren, haben vermehrt Zucker zu sich genommen. Sollte das bei uns Menschen auch so sein, dann stört das Smartphonelicht nicht nur unseren Biorhythmus und lässt uns schlechter schlafen, sondern macht auch noch mehr Lust auf Süßes.

Stimmt die Mär vom Winterspeck?

Es ist für das Abnehmen nicht nur entscheidend, ob es uns durch erholsamen Schlaf gelingt, den Tages- und Nachtrhythmus einzuhalten. Auch die Jahreszeit spielt eine Rolle. Wenn Sie jetzt an den sprichwörtlichen Winterspeck denken, haben Sie recht. Man hat im Fettgewebe des Menschen Enzyme (Lipoproteinlipase, kurz: LPL) entdeckt, die saisonale Unterschiede aufweisen. LPL befindet sich in Fett und Muskeln und ermöglicht die Aufnahme von Fetten

(Triglyzeriden) in die Gewebezellen. Im Muskel werden die Triglyzeride zur Energieproduktion verbrannt und im Fettgewebe als »Speck« gespeichert. Im Winter nimmt die LPL-Aktivität im Fettgewebe zu, was den Fetteinbau dort begünstigt. Fett ist bekanntlich ein guter Isolator und schützt vor Kälte.

Fettgewebe ist nicht gleich Fettgewebe

Man kann grob drei Formen von Fettgewebe unterscheiden, die für unterschiedliche hormonelle Aktivitäten zuständig sind: Das »Fruchtbarkeitsfett« an Po, Oberschenkel und Hüfte (siehe Seite 93), das viszerale Fett am Bauch und den Gedärmen (siehe Seite 76) und das braune Fett im Brustkorb und Hals. Was bewirkt das braune Fett? Es ist die Zentralheizung des Körpers. Die Zellen verbrennen Fettsäuren, sodass die Energie ausschließlich in Form von Wärme freigesetzt wird. Von diesem braunen Fett haben Neugeborene relativ viel. Sie sind stärker als Erwachsene von einer Auskühlung aufgrund ihrer relativ großen Körperoberfläche bedroht und zudem sind andere Mechanismen des Wärmehaushaltes noch nicht ausgereift. Auch bei Erwachsenen kann noch braunes Fett im Brustkorb und Hals vorhanden sein. Es wird durch einen starken Kältereiz aktiviert und kann mit modernen medizinischen Diagnosemethoden (PET-CT) auch sichtbar gemacht werden. Relevante Mengen von braunem Fett haben aber nur wenige Erwachsene, mit dem Alter nimmt das braune Fett ab. Adipöse Menschen und Diabetiker weisen besonders wenig braunes Fett auf.

Die Fettart lässt sich durch Kälte, Bewegung und interessanterweise auch durch Chili stimulieren. Da die Verbrennung von braunem Fett zur Herstellung von Wärme Kalorien verbraucht, gibt es Überlegungen, ob eine Kältekammer, wie sie auch von vielen Sportlern zur Trainingsoptimierung und Verhinderung eines Muskelkaters verwendet wird, beim Abnehmen helfen könnte. Die Studienlage dazu ist jedoch extrem dünn. Man schätzt, dass durch eine kurze Kältekammeranwendung von minus 110 bis 150 Grad Celsius zusätzliche 200 Kilokalorien verbrannt werden. Voraussetzung dafür ist allerdings, dass braunes Fett vorhanden ist.

Was ist die Aufgabe von Körperfett?

Bauchfett und Fettgewebe zwischen den Därmen (viszerales Fett) braucht das Immunsystem des Darmes zur Abwehr von Bakterien und Viren, die mit der Nahrung aufgenommen werden. Dort werden daher sogenannte Zytokine und Chemokine produziert. Ist allerdings zu viel Bauchfett vorhanden, hat das negative Auswirkungen auf Körper und Gesundheit. Die Stoffe führen dann zu einem chronischen Entzündungsprozess im Körper. Je mehr Bauchfett vorhanden ist, desto mehr dieser inflammatorischen Stoffe wie die Interleukine werden gebildet. Dies kann man im Blut auch messen (erhöhte C-reaktive-Protein-(CRP)-Spiegel). Dadurch wird die Entstehung zahlreicher Erkrankungen begünstigt, wie zum Beispiel Diabetes mellitus, Bluthochdruck, Fettstoffwechselstörungen, Arteriosklerose, Herzinfarkt und Krebs. Mit zunehmender Fettmasse steigt auch das Risiko einer Thrombose (Blutverklumpung in den Blutgefäßen), weil dort ein Faktor (PAI-I) gebildet wird, der das Blutgerinnungssystem aktiviert.

Bauchfett findet sich eher bei Männern oder bei Frauen, die einen erhöhten Testosteronspiegel haben – sei es wegen der Wechseljahre oder bei Hormonstörungen. Durch die erhöhte Stoffwechselaktivität schmilzt das Bauchfett eher als an anderen Stellen.

Im Fettgewebe werden zudem weibliche Geschlechtshormone gebildet. Hier gilt: Je mehr Fettgewebe, desto mehr Östrogene. Dies gilt für Frauen ebenso wie für Männer. Dicke Männer entwickeln daher auch eine Brust (Gynäkomastie) und ihre Libido und Manneskraft nimmt ab. Bei Frauen können die hohen Östrogenspiegel nach der Menopause zu einem Wachstum der Gebärmutterschleimhaut führen. Dies kann erneute Blutungen auslösen, aber auch eine Entwicklung eines Gebärmutterkrebses (Korpuskarzinom) zur Folge haben. Mehr über die hormonellen Zusammenhänge in den Wechseljahren erfahren Sie ab Seite 103.

Immer gleich gegessen – und dennoch zugenommen?

Über die Jahre verändert sich der Stoffwechsel, er wird langsamer und der Energiebedarf sinkt. Eine im Wissenschaftsjournal »Nature Medicine« im Jahr 2019 veröffentlichte Studie konnte zeigen, dass dies auch auf den Fettstoffwechsel zutrifft (18). Die schwedischen Forscher kommen zu dem Schluss, dass die Fettzellen mit zunehmendem Alter weniger gut abgebaut werden können. Das war unabhängig davon, ob jemand übergewichtig war oder nicht. Probanden, die ihre Kalorienaufnahme nicht reduziert hatten, legten über den Untersuchungszeitraum von 13 Jahren etwa 20 Prozent Körpergewicht zu. Dies könnte ein Grund dafür sein, dass viele Menschen im Alter zunehmen, obwohl sie nicht mehr essen oder weniger Sport treiben.

WAS DIE HORMONE DER VERDAUUNGSORGANE BEWIRKEN

Die Organe, die unsere Nahrungsbestandteile aufschlüsseln und zur Energieverwertung in den Körper geben, haben einen entscheidenden Einfluss auf unseren Energiehaushalt. Dem Magen und der Bauchspeicheldrüse kommen dabei, neben dem Fettgewebe, wie wir gerade gesehen haben, eine entscheidende Rolle zu. Sie produzieren Hormone, die unser Sättigungsgefühl beeinflussen und auch die Verwertung und Lagerung der Hauptnährstoffe (Glukose, Fette und Proteine) regulieren – und damit maßgeblich unser Gewicht steuern.

FUNKTION DES HORMONS GHRELIN

In der Magenwand sitzen spezielle Zellen mit Dehnungsrezeptoren, die bei einem vollen Magen dem Gehirn weitermelden, dass wir satt sind. Das führt dazu, dass das ebenfalls in der Magenschleimhaut und Bauchspeicheldrüse gebildete Hormon Ghrelin abfällt. Es ist das Hormon, das unseren Appetit anregt und uns ein quälendes Hungergefühl anzeigt. Ghrelin wirkt wie Leptin direkt im Hypothalamus und ist sein Gegenspieler. Bei gutem Schlaf wird wenig davon produziert. Sind wir nachts wach oder schlafen schlecht, so steigt es an und macht uns hungrig (siehe weiter oben). Nach einer Mahlzeit tritt nach etwa 20 bis 30 Minuten das maximale Sättigungsgefühl ein. Die Sättigungsdauer hängt davon ab, wie voll der Magen ist und auch davon, was wir gegessen haben. Wenn Sie also eine möglichst lange Sättigung herbeiführen wollen, um Gewicht abzunehmen oder Ihr Gewicht zu halten, sollten Sie dieses Wissen intelligent einsetzen.

Wie kann Ihnen dies gelingen? Indem Sie möglichst Speisen mit einem großen Volumen und relativ wenigen Kalorien zu sich nehmen, um diesen Dehnungsreiz des Magens optimal auszunutzen. Spielen Sie außerdem auch mit dem Faktor Zeit! Es gibt Nährstoffe, wie Proteine, die lange satt machen, da sie zu einer nachhaltigen Absenkung von Ghrelin führen. Einfache Kohlenhydrate, wie zuckerhaltige Lebensmittel oder Weißmehlprodukte, haben einen gegenteiligen Effekt.

Woraus der Magen keine Rückschlüsse ziehen kann: Wie hoch die Energiedichte der aufgenommenen Nahrung ist, sprich, wie viele

Kalorien wir gerade verspeist haben. Ein großer Nizza-Salat macht eher satt als ein Stück Sahnetorte, obwohl Letztere viel mehr Kalorien aufweist. (Wie wir die Sättigungsregulation optimal für uns ausnutzen, siehe ab Seite 155.) Denn nur wer keinen Heißhunger entwickelt, kann erfolgreich abnehmen oder schlank bleiben.

Warum Übergewichtige schlechter satt werden

Leider funktionieren diese Regelkreise der Sättigung und des Hungers nicht bei uns allen gleich gut. Eine Studie aus dem Jahr 2017 konnte zeigen, dass gerade bei übergewichtigen Menschen das Sättigungsgefühl stark vermindert ist, weil deren Magenschleimhaut weniger Sättigungshormone produziert (19). Dies konnten Forscher durch die Entnahme von Gewebeproben aus der Magenschleimhaut von dicken und schlanken Menschen beweisen. Übergewichtige hatten signifikant weniger sogenannte endokrine Zellen in der Magenschleimhaut, die das Sättigungshormon (wie GLP-1) produzieren. Zudem wurden nach den Mahlzeiten weniger Sättigungshormone im Blut der adipösen Personen nachgewiesen. Die Folgen liegen auf der Hand: Übergewichtige müssen mehr essen, um satt zu werden. Es mangelt Betroffenen also nicht immer an Disziplin in punkto essen, sondern ganz einfach an Sättigungshormonen.

Interessanterweise hat sich bei dicken Menschen, die sich den Magen verkleinern ließen, die Situation schlagartig geändert. Die operative Volumenverringerung des Magens hat dazu geführt, dass sich wieder mehr endokrine Zellen in der Magenwand gebildet haben und auch die Sättigungshormone wieder angestiegen sind. Der massive Gewichtsverlust durch die Magenverkleinerung (Schlauchmagen) ist demnach nicht nur dadurch bedingt, dass man weniger essen kann, weil der Magen nicht mehr so viel Speisen aufnehmen kann. Es liegt auch daran, dass diese Patienten wieder Sättigungshormone produzieren und schneller wieder dieses wohlige Gefühl der Sättigung verspüren.

Eine Instanz muss man allerdings im Auge behalten, und der ist egal, wie viele hormonproduzierende Zellen in unserer Magenschleimhaut vorhanden sind: unsere Psyche und Sensorik. Sie herrschen über alle Dinge und können sämtliche Regelkreise aushebeln. Sie kennen das: Eigentlich sind Sie satt – und dann wird das Dessert serviert, das automatisch aufgegessen wird. Das heißt: Über allen vom Körper gesteuerten Sättigungs- und Hungergefühlen (auch wenn sie optimal funktionieren) regieren unsere Psyche und unser Verstand. Daher ist es so wichtig, beide mit an Bord zu nehmen, wenn es ums Essen geht.

FUNKTION DES HORMONS INSULIN

Neben den genannten Sättigungshormonen ist Insulin das wichtigste Stoffwechselhormon, wenn es um unser Gewicht geht. Insulin wird von der Bauchspeicheldrüse hergestellt und reguliert den Blutzuckerspiegel. Es sorgt dafür, dass die mit der Nahrung aufgenommene Glukose als Energiespeicher in die Leber und in die Muskeln in Form von Glykogen eingebaut wird. Von dort aus kann die Energie sehr schnell abgerufen werden – wenn beispielsweise unsere Muskeln plötzlich arbeiten müssen. Jedoch haben die Glykogenkapazitäten der Leber und der Muskeln eine begrenzte Speicherkapazität. Wir haben es bereits erwähnt: Sind die Tanks zur Bereitstellung der schnellen Energie voll, dann werden die Langzeitspeicher in Form von Fettgewebe befüllt. Fällt zu viel Glukose an, so wird unter dem Einfluss von Insulin die Glukose in Fette (Triglyzeride) umgewandelt und über das Blut ins Fettgewebe transportiert. Unweigerlich steigen die Blutfettwerte an.

Der Effekt von Insulin auf den Fettaufbau ist ungefähr sechs- bis zehnmal so groß wie der auf den Glukosetransport, sodass Insulin auch als »Masthormon« bezeichnet wird. An Neugeborenen von diabetischen Müttern wird die Auswirkung von Insulin auf das Fettgewebe und das Gewicht sehr deutlich. Die Babys kommen als Schwergewichte mit meist mehr als vier Kilogramm zur Welt.

Insulin ist das einzige Hormon, das nach dem Essen den Blutzuckerspiegel senken kann. Die gespeicherte Energie wird durch Stress- und Schilddrüsenhormone sowie Glukagon mobilisiert. Ein ausgewogener Blutzuckerspiegel ist für unseren Organismus lebenswichtig, insbesondere für unser Gehirn. Die Nervenzellen im Gehirn können ohne Insulin die Glukose nicht aufnehmen und verwerten. Sinkt der Blutzuckerspiegel zu stark ab, können wir nicht mehr klar denken, fangen wir an zu zittern, uns wird schwindelig bis hin zur Ohnmacht. Gleiches kann passieren, wenn der Blutzuckerspiegel zu hoch ist.

Wie kann der Blutzuckerspiegel beeinflusst werden?

Hier nochmals die Basics zusammengefasst: Wie hoch unser Insulinspiegel ist und wie schnell er ansteigt, hängt von dem ab, was und wie viel wir essen. Am schnellsten steigt er an, wenn wir reine Glukose in Form von Süßigkeiten verspeisen, siehe auch Seite 42. Der Zucker im Magen-Darm-Trakt geht innerhalb von Minuten in unser Blut über und als Antwort auf den erhöhten Blutzuckerspiegel wird von der Bauchspeicheldrüse Insulin gebildet, um die Energie in die Zellen einzubauen und zu lagern. Essen wir nichts anderes, so fällt der Blutzuckerspiegel auch schnell wieder ab und wir bekommen Heißhunger.

Anders ist es, wenn wir sogenannte komplexe Kohlenhydrate essen, in Form von Vollkornprodukten oder Kartoffeln. Je nachdem, wie sie zusammengesetzt sind, steigt der Blutzuckerspiegel schneller oder langsamer an und damit auch das Insulin. Diese Eigenschaft wird glykämischer Index genannt. Der Blutzuckerspiegel und die darauffolgende Insulinreaktion richten sich auch nach der Menge der gegessenen Kohlenhydrate, was als glykämische Last pro 100 Gramm eines Lebensmittels bezeichnet wird. Günstig für einen ausgewogenen Insulinspiegel sind Kohlenhydrate mit einer niedrigen glykämischen Last, die für einen langsamen und nicht zu hohen Anstieg des Insulins sorgen. Vielleicht kennen Sie die Abnehmempfehlungen der »Glyx-Diät«, die auf diesem Prinzip aufbauen.

Welche Folgen haben erhöhte Insulinwerte?

Das Zuviel an Insulin im Blut (Hyperinsulinämie) steht im Mittelpunkt der Entwicklung von Übergewicht und Adipositas. Auch nur geringfügig auf Dauer erhöhte Insulinspiegel behindern wie gerade beschrieben die Fettverbrennung, fördern den Fettaufbau und die Kilos liegen wie Blei auf der Waage. Umgekehrt nehmen adipöse Menschen mehr und leichter ab, wenn man zusätzlich die Insulinausschüttung durch Medikamente bremst. Ursache einer Hyperinsulinämie kann entweder ein Überangebot an Kalorien durch die Nahrung sein, mangelnde Bewegung oder schlechter und zu wenig Schlaf. Aber auch seelische Faktoren wie Depressionen und zu viel Stress können zu einem erhöhten Insulinspiegel führen. Neueste Untersuchungen zeigen, dass auch Feinstaub durch Straßenverkehr und sogar Bestandteile von Plastikprodukten mögliche Ursachen sein können. Amerikanische Forscher haben innerhalb einer Studie im Jahr 2019 die Urinproben von Jugendlichen im Alter von 6 bis 19 Jahren untersucht (20). Im Urin der übergewichtigen und adipösen Kinder fanden sich signifikant erhöhte Bisphenolwerte. Bisphenol A, F und S sind Bestandteile von Plastikprodukten.

Eine weitere Ursache der erhöhten Insulinwerte im Blut kann eine sogenannte Insulinresistenz sein. Die Körperzellen haben ihr Reaktionsvermögen auf Insulin verloren und die Glukose aus dem Blut kann nicht mehr in die Zellen der Leber und des Muskels eingeschleust werden. Ursache ist in erster Linie ein Überangebot an Blutglukose, da irgendwann die Kapazitäten einer Zelle, Zucker aufzunehmen, erschöpft sind. Als Reaktion darauf bildet die Bauchspeicheldrüse mehr Insulin, um den Glukoseeinbau in die Zellen zu erzwingen. Die Folge davon: Der Fettaufbau wird weiter vorangetrieben und der Zeiger der Waage geht unweigerlich nach oben. Diese Entwicklung kann unseren Stoffwechsel nachhaltig schädigen und das sogenannte metabolische Syndrom mit Adipositas, Bluthochdruck, Fett- und Glukosestoffwechselstörung bewirken, was auch als »Tödliches Quartett« bezeichnet wird. Ein hoher Insulinspiegel begünstigt auch das Auftreten von Krebserkrankungen, da Insulin die Zellteilung anregt.

Wenn Sie Probleme haben, Gewicht zu verlieren, könnte eine latente Insulinresistenz vorliegen. Diese kann auch gegeben sein, wenn Ihre Blutzuckerspiegel noch im normalen Bereich liegen und kompensiert werden können. Durch eine Blutabnahme im nüchternen Zustand und Bestimmung der Blutglukose und des Insulins (Homeostasis Model Assessment: HOMA-Index) kann abgeklärt werden, ob eine Insulinresistenz wahrscheinlich ist.

Bei Frauen kann sich die Insulinresistenz und Hyperinsulinämie nicht nur ungünstig auf das Gewicht auswirken, sondern auch andere unangenehme Begleiterscheinungen zeigen. Insulin stimuliert im Eierstock die Zellen (Thekazellen), die männliche Hormone (Androgene) bilden. Dies hat zur Folge, dass Haare überall dort sprießen, wo man sie als Frau auf gar keinen Fall haben möchte, und dafür am Kopf immer schütterer werden bzw. massenhaft ausfallen. Die erhöhten Testosteronwerte beeinträchtigen zudem die Fähigkeit, schwanger zu werden, und begünstigen den Fettansatz am Bauch.

Auch Hitzewallungen treten bei Insulinresistenz vermehrt auf. Die Ursache ist noch nicht ganz klar, jedoch konnte man nachweisen, dass die Nervenzellen im Hypothalamus, die für die Wärmeregulation verantwortlich sind, auch Insulinrezeptoren haben. Somit könnten die hohen Insulinspiegel diesem Gehirnabschnitt im wahrsten Sinne des Wortes einheizen.

DIE FRAGE NACH DEN WEIBLICHEN HORMONEN

Im täglichen Klinikalltag wird deutlich: Neben Aussehen und Gewicht beschäftigt Frauen nichts so sehr wie die Hormone, insbesondere die weiblichen Geschlechtshormone Östrogene und Gestagene. Das fängt schon in jungen Jahren an, wenn die ersten Periodenblutungen sich eingestellt haben. Junge Mädchen stellen fest, wie sich ihr Körper unter den monatlichen Hormonschwankungen verändert und sich dies auch auf der Waage bemerkbar macht. Es kann durchaus sein, dass eine Frau die superenge Jeans kurz vor der Periode nicht zubekommt und ein bis zwei Kilogramm mehr auf der Waage abzulesen sind.

Daraus ergibt sich häufig die Frage, ob Frau die Pille nehmen soll oder nicht. Was meist auffällt: In den Beratungsgesprächen zur Verhütung interessieren sich die meisten Frauen in erster Linie dafür, ob man davon zunimmt oder nicht. Von jungen Jahren an sind Frauen durch die hormonellen Veränderungen während des Zyklus an Gewichtsschwankungen gewöhnt, jedoch sind weitere Ausschläge nach oben absolut unerwünscht.

Größer werden die Gewichtsamplituden dann mit dem Eintreten einer Schwangerschaft. Hier erfahren Frauen Gewichtszunahmen im bis zu zweistelligen Bereich. So groß die Freude auf den Nachwuchs ist, machen sich dennoch viele Frauen insgeheim Gedanken über ihre Figur. Werde ich die Schwangerschaftskilos wieder los? Wenn ja, wie und möglichst schnell? Bei Heidi Klum und Herzogin Kate hat es ja schließlich auch funktioniert.

Ab etwa 45 Jahren steuern die Frauen dann auf die Wechseljahre zu und spüren erneut, welch großen Einfluss die Hormone auf ihren Körper und das Gewicht haben können. Die Hormone tanzen außerhalb des gewohnten Taktes und Hitzewallung und Schlafstörungen können sich einstellen. Es taucht dann erneut die Frage auf, ob Frau Hormone nehmen soll, um den Wechseljahrbeschwerden zu entrinnen. Dabei beschäftigt Frauen, auch wenn sie noch so sehr leiden, in erster Linie ein Gedanke: Nehme ich von den Hormonen zu? Selbst von Frauen, die an einem hormonempfindlichen Brustkrebs erkrankt sind und deren Heilungschancen signifikant durch die Einnahme einer hormonblockierenden Tablettenbehandlung erhöht werden, kommt immer wieder die Frage, ob man davon dick wird.

Und dann gibt es Frauen, die glaubhaft berichten, dass sie weniger essen, mehrere Diäten ausprobiert haben und so gut wie gar nichts abnehmen. Stimmt da vielleicht etwas mit den Hormonen nicht?

WAS DIE SEXUALHORMONE BEWIRKEN

Sexualhormone haben nicht nur eine grundlegende Bedeutung für die Fortpflanzung, sondern beeinflussen den Wasserhaushalt, die Muskeln und Fettverteilung, den Schlaf, das körperliche und seelische Wohlbefinden und die Verdauung. Somit können Störungen dieser Hormone, die in einem empfindlichen Gleichgewicht stehen, dazu führen, dass man Veränderungen auf der Waage in die eine oder andere Richtung bemerkt – und das, ohne dass man sein Essverhalten geändert hat.

In der fruchtbaren Lebensphase einer Frau zielt das Zusammenspiel der Sexualhormone ganz auf eine Schwangerschaft ab. Dabei gibt es auch eine Kommunikationsachse zwischen den Eierstöcken und dem Fettgewebe, um sicherzustellen, dass eine Frau genügend Fettreserven hat. Denn nur wenn der biologische »Kühlschrank« genügend Energiereserven in Form von Fett aufweist, kommt es zum Eisprung – und eine Schwangerschaft ist möglich. Das Interagieren der verschiedenen Hormone im weiblichen Körper ist sehr komplex und daher auch anfälliger für Störungen als beim Mann. Dementsprechend sind es hauptsächlich Frauen, die mit hormonbedingten Gewichtsschwankungen zu tun haben.

WELCHE SEXUALHORMONE GIBT ES?

Zu den Vertretern der Sexualhormone gehören die Gestagene, Östrogene und Androgene. Man unterscheidet dabei natürliche und synthetische Hormone, die zum Teil unterschiedliche Wirkungen haben. Für viele nicht bekannt: Von weiblichen und männlichen Hormonen zu sprechen ist eigentlich falsch, denn alle drei kommen in unterschiedlichen Konzentrationen sowohl bei der Frau als auch beim Mann vor. Gebildet werden die Sexualhormone in den Ovarien und Hoden, aber auch die Nebenniere, die Plazenta und das Fettgewebe sind wichtige Produktionsstätten. Beim Mann dominiert das Testosteron und bei der Frau die Östrogene und Gestagene. Diese Tatsache beeinflusst die unterschiedliche Körperform wie auch die unterschiedliche Fettverteilung beider Geschlechter. Frauen haben grundsätzlich mehr Körperfett und auch eine andere Fettverteilung als Männer. Dass sich besonders an Hüften,

Po und Oberschenkel das ungeliebte Fett ansammelt, liegt an den Östrogenen. Sie sorgen zusammen mit gewebespezifischen Lipoproteinasen für die typischen weiblichen Rundungen, die in erster Linie dazu dienen, dass wir für den möglichen Eintritt einer Schwangerschaft Fettreserven anlegen. Im Unterhautfettgewebe des Bauches sind diese praktisch nicht vorhanden, somit kann auch hier kein Fortpflanzungsfett angelegt werden. Das ist auch gut so, denn im Hinblick auf eine Schwangerschaft wird der Platz im Bauch für das Baby gebraucht.

Für unseren Körper ist eine Schwangerschaft eine energetische Höchstleistung, auf die er sich so gut wie möglich vorbereitet. Für die Schwangerschaft inklusive Stillzeit benötigt er nämlich etwa 140.000 Kilokalorien zusätzlich. Deshalb schützt unser Körper die Fettdepots in besonderem Maße, damit die Fortpflanzung der Menschen nicht gefährdet wird. Dieser Mechanismus hat sich über Jahrmillionen Jahre in die Evolution der Menschen eingraviert. Das bedeutet: Wenn wie bei einer Diät Nahrungsmangel eintritt oder vermehrt Sport gemacht wird, setzt der weibliche Körper alles daran, zuerst Fettzellen am Bauch oder an einer anderen Stelle am Körper für die Energieproduktion abzubauen. Das Fortpflanzungsfett wird bis zuallerletzt verteidigt, da es zur Ernährung des Nachwuchses und damit zur Erhaltung der Art benötigt wird.

Ein wichtiger Grund, mit viel Verständnis und sogar Bewunderung auf die ausgeklügelte Vorsorgeleistung unseres weiblichen Körpers zu blicken. Und dennoch: Diesem uralten System können Sie mit ebenso cleveren Strategien zum Gewichtsmanagement erfolgreich entgegentreten.

Östrogene haben aber noch weitere Einflüsse auf den Stoffwechsel. Sie sorgen für einen ausgeglichenen Zustand des Cholesterins, indem sie das gute HDL-Cholesterin erhöhen und das ungünstige

LDL-Cholesterin senken. Dies ist sehr günstig für die Gefäßwände und schützt vor Gefäßverkalkungen. Außerdem sind sie, wie die Gelbkörperhormone, an der Regulation des Salz- und Wasserhaushaltes beteiligt und sorgen für Gewichtsschwankungen während der Periode, bei Einnahme der Pille und der Anwendung von Hormonen in der Menopause. Beide Hormone greifen auch in unseren Zuckerstoffwechsel ein, der vor allem vom Insulin »dirigiert« wird. Östrogene wirken als Helfer positiv auf den Blutzuckerspiegel. Sie sorgen dafür, dass Zellen ihre Empfindlichkeit gegenüber Insulin nicht verlieren und auch dafür, dass der Blutzuckerspiegel nach einer Mahlzeit nicht zu stark ansteigt. Sie vermitteln somit eine bessere Glukosetoleranz, wirken einer Insulinresistenz und somit der Entwicklung von Übergewicht entgegen.

Östrogene sind zudem Verdauungshelfer. Gestagene haben auf den Darm einen eher gegenteiligen Effekt, aber dafür sorgen sie für einen guten Schlaf. Beide Hormone stärken unsere Immunabwehr. Östrogene beeinflussen zudem Wundheilung und Blutdruck günstig. Daher wird das geringere Auftreten von Herzinfarkten bei Frauen vor der Menopause vor allem den Östrogenen zugeschrieben. Zudem sorgen sie für eine feste Knochenstruktur. Sie sehen, wie weitreichend diese beiden Hormone auf unseren Körper wirken! Und nicht nur das.

Auswirkungen der Sexualhormone auf die Psyche

Östrogene und Gestagene haben darüber hinaus einen sehr großen und positiven Einfluss auf unsere Psyche. Östrogene machen fröhlich, Gestagene dagegen wirken beruhigend. Beide Hormone erreichen während einer Schwangerschaft sehr hohe Werte. Viele Schwangere berichten ab dem zweiten Trimester von einem wahren Stimmungshoch und dem Gefühl, dass sie nichts erschüttern kann. Woran das liegt? Östrogene und Gestagene steigen dann auf mehr als das 100-Fache ihrer Ausgangswerte an. Umgekehrt kommt es nach der Entbindung zu einem abrupten Abfall beider Hormone, was sich dann auch negativ auf die Stimmung auswirken kann. Der berühmte Babyblues stellt sich ein, oft verbunden mit dem Gefühl, dass man nichts gebacken kriegt. Glücklicherweise steigen danach die Hormone langsam wieder an.

Welche Rolle spielen Androgene bei uns Frauen?

Auch die männlichen Hormone, die sogenannten Androgene, sind, wenn auch in weit geringeren Konzentrationen als beim Mann, im weiblichen Körper vorhanden. Gebildet werden sie vor allem in den Eierstöcken, den Nebennieren und im Fettgewebe. Die prominentesten Vertreter sind das Testosteron und das DHEA (Dehydroepiandrosteron). Sie führen bekanntlich dazu, dass sich die männlichen Geschlechtsmerkmale ausprägen, aber sie haben auch bei Frauen wichtige Aufgaben zu erfüllen. Sie sorgen für starke Knochen und unterstützen die Bildung von Binde- und Stützgewebe. Dies erkennt man besonders am Fettgewebe. Wenn Sie sich schon einmal gefragt haben, warum Männer keine Cellulite haben: Die vielen Vernetzungen im Fettgewebe des Mannes lassen dies nicht zu.

Androgene beeinflussen außerdem Haut und Haare, fördern die Körperbehaarung und stimulieren die Talgdrüsen der Haut. Androgene haben außerdem eine extrem anabole Wirkung auf den Stoffwechsel. Sie stimulieren nicht nur das Skelett und das Bindegewebe, sondern fördern auch den Aufbau der Muskulatur und die Blutbildung und verbessern damit die Sauerstoffversorgung des Körpers. Daher wurden sie auch als Anabolika verwendet. Androgene werden als Hormone der Stärke bezeichnet und sind daher auch in der Lage, dem Körper vermehrt Energie zur Verfügung zu stellen, indem sie den Fettabbau insbesondere am Bauch fördern. Auf diese Weise spielen sie eine Rolle beim Abnehmen: Der Energieträger ATP (Adenosintriphosphat), der für unseren Körper eine Art Benzin darstellt, entsteht durch das Verdauen von Fettsäuren, die durch die männlichen Hormone mobilisiert werden. Androgene steigern somit den Antrieb, die körperliche Leistung und machen mutig – bisweilen auch aggressiv. Sie sind zudem für sexuelle Lust und Orgasmusfähigkeit zuständig. Bei der Frau dienen sie darüber hinaus als Vorläuferstoffe für die Östrogenproduktion. Dies verdeutlicht, wie eng die verschiedenen Hormone miteinander verwandt sind und wie wichtig eine Balance zwischen ihnen ist. Wie sich ein Ungleichgewicht der Sexualhormone beispielsweise bei Zyklusstörungen oder mit Eintritt der Wechseljahre zeigt, wird weiter unten beschrieben.

Wie werden Sexualhormone in der Therapie eingesetzt?

Gestagene und Östrogene kommen entweder separat oder in Kombination zur Therapie in vielen unterschiedlichen Situationen bei der Frau zum Einsatz, wie im Rahmen der assistierten Reproduktion, ebenso zur Behandlung von Zyklusstörungen, zur Verhütung, zur Prävention einer Frühgeburt oder zur Behandlung von Wechseljahrbeschwerden. Androgene können aufgrund ihrer oben beschriebenen Wirkung zur Behandlung von Antriebslosigkeit und Libidoverlust eingesetzt werden. Allerdings gehört dies in die Hände von Spezialisten, sonst kann es als Nebenwirkung zu fettiger Haut mit Pickeln und Haarausfall kommen. Hormone können als Tabletten, aber auch über die Haut inklusive vaginal als Cremes, Pflaster oder Tabletten verabreicht werden. Letztere eignen sich im Hinblick auf mögliche Nebenwirkungen besser.

GEWICHTSSCHWANKUNGEN IM MONATSZYKLUS

Sie haben es bestimmt schon an sich festgestellt: Während des monatlichen Zyklus treten bei den meisten Frauen Gewichtsschwankungen von ein bis zwei Kilos auf. Was ist der Grund hierfür? Dies hängt mit den unterschiedlichen Konzentrationen der Östrogene und Gestagene zusammen und führt am Ende eines Zyklus, also kurz vor der Monatsblutung, zu einem Gewichtsmaximum. Allerdings ist dies keine Zunahme von Fettgewebe, sondern es handelt sich ausschließlich um Wassereinlagerungen im Gewebe, die sogenannte Ödeme. Denn beide Geschlechtshormone sind auch an der Regulation des Salz- und Wasserhaushaltes unseres Körpers beteiligt. Wassereinlagerungen kommen an den üblichen Zonen vor: an Hüften und Bauch, den Oberschenkeln oder den Brüsten. Manche Frauen haben durchaus auch eine Körbchengröße mehr. Hinzu kommt, dass in der zweiten Zyklushälfte das Gelbkörperhormon Gestagen ansteigt, das die Darmaktivität hemmt. Viele Frauen bemerken dann einen aufgeblähten Bauch und können schlechter den Darm entleeren. Mit dem Einsetzen der Monatsblutungen ist alles wieder vorbei: Das Wasser wird ausgeschwemmt, der Blähbauch ist weg und die Verdauung funktioniert auch wieder einwandfrei. Wenn Sie also auf die Waage steigen, sollten Sie diese Gewichtsschwankungen kennen. Am wenigsten wiegen Sie demnach in den ersten Tagen der Monatsblutung. Wollen Sie eine BIA-Messung machen und Verlaufskontrollen durchführen (siehe Seite 27), sollten Sie sie in der gleichen Zyklusphase durchführen.

DAS PRÄMENSTRUELLE SYNDROM (PMS)

Gewichtsschwankungen während des Zyklus sind sehr individuell, fallen jedoch bei Frauen mit einem prämenstruellen Syndrom (PMS) ganz besonders hoch aus. Hier können es schon einmal drei

Kilogramm mehr sein, die auf der Waage vor der Menstruation zu Buche schlagen. Aber auch hier zur Beruhigung: Es handelt sich ausschließlich um Wassereinlagerungen und nicht um eine vermehrte Fetteinlagerung. Wenn Sie unter PMS leiden, kennen Sie die Symptome: Vor einer Monatsblutung haben Sie extrem mit Ödemen, angeschwollenen schmerzhaften Brüsten, Kopfschmerzen, Blähbauch, gesteigertem Appetit bis hin zu Binge-Eating-Attacken oder extremem Verlangen nach bestimmten Nahrungsmitteln, Leistungsverminderung, Reizbarkeit und depressiven Verstimmungen zu kämpfen. Leider ist die Ursache von PMS trotz intensiver Forschungen noch nicht geklärt, aber man vermutet eine Störung der hormonellen Steuerung.

Die Gelbkörperschwäche

Aber auch andere Hormonstörungen bei uns Frauen können zu vermehrten Wassereinlagerungen und damit unerwünschter Gewichtszunahme führen. Beispielsweise nimmt mit zunehmendem Alter die Aktivität der Eierstöcke ab. In der Phase vor der Menopause sind Östrogene und Gestagene häufig nicht im Gleichgewicht: Ein Zuviel der Östrogene und ein Zuwenig der Gelbkörperhormone sind die Folge. Mediziner sprechen dann von einer Gelbkörperschwäche oder Östrogendominanz, die zu vermehrtem Brustspannen und auch Wassereinlagerungen bzw. Ödemen führen kann. Solche Störungen können auch bei jüngeren Frauen auftreten, die sich dann außerdem schwertun, ihren Kinderwunsch zu erfüllen. Sollten außerdem die Monatsblutungen weniger werden oder gar ganz ausfallen, könnte es sich auch um ein sogenanntes Polyzystisches Ovar-Syndrom (PCO) handeln. Bei dieser Hormonstörung kommt es zur vermehrten Bildung von männlichen Geschlechtshormonen und den entsprechenden Folgeerscheinungen, wie vermehrtem Haarwuchs im Gesicht und am ganzen Körper, Akne und Haarausfall am Kopf und Unfruchtbarkeit. Im Eierstock erkennt man sie an der Ansammlung von unreifen Eibläschen, was der Frauenarzt auch gut im Ultraschall sehen kann. Diesem Phänomen hat die Erkrankung auch ihren Namen zu verdanken – polyzystische Ovarien ist eine Bezeichnung aus dem Griechischen und bedeutet: Eierstöcke mit vielen Bläschen.

PCO geht oft mit einer Störung des Zuckerstoffwechsels einher, die neben der Entstehung von Diabetes mellitus auch Übergewicht und Fettleibigkeit fördert (siehe Seite 194). Der Fettstoffwechsel oder die Schilddrüse kann beim PCO-Syndrom ebenfalls in Mitleidenschaft gezogen sein. Das PCO kommt relativ häufig vor – jede zehnte Frau soll davon betroffen sein.

Sollten Sie bei sich eine unerklärliche und unerwünschte Gewichtszunahme feststellen, kann eine Störung der Sexualhormone dahinterstecken, die zu vermehrten Wassereinlagerungen oder aber zu Stoffwechselstörungen mit Fetteinlagerungen führt. Ein Check-up beim Frauenarzt kann dann sehr hilfreich sein, damit Sie die richtige Behandlung zur Gewichtsabnahme erhalten.

WIE GEWICHT UND FRUCHTBARKEIT ZUSAMMENHÄNGEN

Wir haben es oben bereits kurz angesprochen: Für das Austragen einer Schwangerschaft benötigt unser weiblicher Körper große Energiereserven, die er in Form von Fettspeichern anlegt. Unter dem Einfluss von Östrogenen werden die Energiereserven vor allem in den Oberschenkeln und im Gesäßbereich eingelagert. Der Po einer Frau ist bekanntlich ein stark erotisches Signal für Männer und hat eine sehr hohe Anziehungskraft. Wahrscheinlich ist das evolutionsbiologisch ins Gehirn der Männer eingraviert – ein runder, voller Po signalisiert dem Mann Fruchtbarkeit und ein mögliches Austragen des Nachwuchses. Interessant ist daher das Trendphänomen, laut dem der Po als neuer Busen gilt. Ein knackiger, runder Po hat mit dem wohlproportionierten Busen als starkem Attraktivitätsmerkmal gleichgezogen. Die durchaus zu kritisierende Folge sind Schönheitsoperationen wie das »Brazilian Butt Lifting«: In den USA und Südamerika ist das die Beauty-OP mit den meisten Zuwachsraten, bei denen es weltweit und auch in Deutschland zu Todesfällen kam.

DER PO ALS »BIOLOGISCHER KÜHLSCHRANK«

Für das Überleben der Menschheit spielt der Po eine wichtige Rolle und unterliegt daher dem strengen Kontrollsystem des Gehirns. Die Evolution hat deshalb dafür gesorgt, dass eine sehr gute Kommunikation zwischen dem Energiespeicher Fettgewebe und den Eierstöcken stattfindet. Eine Schwangerschaft ist, wie bereits erwähnt wurde, nur dann möglich, wenn genügend Fettgewebe vorhanden ist. Das von den Fettzellen gebildete Hormon Leptin (siehe 69) stimuliert direkt den Hypothalamus im Gehirn, eine Region, die auch die Fruchtbarkeit der Frau steuert. Der Hypothalamus stellt bei zu geringen Fettpolstern die Stimulation der Hypophyse sofort ein und die Produktion von FSH (Follikelstimulierendes Hormon) und LH (luteinisierendes Hormon) bleibt aus. Beide Hormone sind jedoch essenziell für die Fruchtbarkeit. Sie führen zur Follikelreifung im Eierstock und lösen den Eisprung aus. Wenn zu wenig Fettreserven vorliegen, fallen FSH und LH drastisch ab, sodass Eisprung und Periode ausfallen und somit auch die Möglichkeit, schwanger zu werden.

Die Achse Fettgewebe-Eierstock ist vor allem bei untergewichtigen Frauen gestört. Dies kann ab einem BMI unter

19 kg/m² bereits anfangen und äußert sich durch das Ausbleiben der Periode oder indem diese nur noch selten auftritt.

Doch nicht nur untergewichtige, sondern auch übergewichtige Frauen haben mitunter Probleme, ihren Kinderwunsch zu erfüllen. Hierzu die Fakten: Frauen mit einem leichten Übergewicht und einem BMI über 25 und bis zu 30 kg/m² haben eine um 30 Prozent reduzierte Chance, schwanger zu werden, als Frauen mit einem normalen BMI zwischen 20 und 25 kg/m². Steigt der BMI noch weiter, so nimmt die Chance auf ein Kind weiter ab. Man vermutet auch hier, dass dies an einer gestörten Fettgewebe-Gehirn-Eierstock-Achse liegt. Adipöse Frauen haben oft sehr hohe Leptinspiegel. Leptin sorgt dafür, wie Sie auf den Seiten 69 bis 71 schon lesen konnten, dass man satt ist und aufhört zu essen. Aus verschiedenen Gründen kann das Sättigungsgefühl trotz hohem Leptinspiegel ausbleiben – das Gehirn ist praktisch resistent geworden gegen das vom Leptin vermittelte Sättigungsgefühl und reagiert nicht mehr darauf. Leptin hat aber auch die oben beschriebene Wirkung auf die Fruchtbarkeit. Möglicherweise können die hohen Leptinspiegel den Pulsgeber des Hypothalamus stören und so dafür sorgen, dass der Eisprung ausbleibt. Diese Frauen verspüren dauernd Hunger und gehen auch oft nachts noch an den Kühlschrank trotz einer ausgewogenen Ernährung. Zudem haben sie keine oder eine seltenere Monatsblutung. Sehr häufig leiden übergewichtige oder adipöse Frauen am bereits vorgestellten PCO (Polyzystisches Ovar-Syndrom, siehe Seite 92). Mit zunehmendem Gewicht kann auch der Zuckerstoffwechsel nachteilig beeinflusst werden und sich eine Insulinresistenz ausbilden.

Wenn übergewichtige Frauen sich für eine künstliche Befruchtung entscheiden, haben sie auch hier geringere Chancen auf Erfolg. Selbst wenn es klappen sollte, sind die gesundheitlichen Risiken während der Schwangerschaft für Mutter und Kind größer. Für die Mutter besteht eine erhöhte Gefahr für Diabetes mellitus, Bluthochdruck und Präeklampsie (Schwangerschaftsvergiftung). Für das Kind besteht eine erhöhte Gefahr für eine Früh- und Fehlgeburt sowie für die Entwicklung von Fehlbildungen. Besonders ungünstig ist es für Mutter und Kind, wenn Bauchfett bei der Mutter vorliegt. In diesem werden vor allem Entzündungsstoffe gebildet, die vorzeitige Wehen auslösen und eine Fehlgeburt zur Folge haben können. Sie sehen daran: Die Energiereserven der Frau in Form von Fettgewebe und das Fettverteilungsmuster haben einen entscheidenden Einfluss auf die Fruchtbarkeit. Untergewicht und Übergewicht können das ausgeklügelte Hormonsystem empfindlich stören. Zur erfolgreichen Behandlung sind eine Beeinflussung des Gewichtes in die eine oder andere Richtung und eine frauenärztliche Konsultation unumgänglich.

MACHT DIE ANTIBABYPILLE DICK?

Viele Frauen sind davon überzeugt, dass die Einnahme der Pille dick macht. Laut einer Umfrage der FAZ sind mehr als die Hälfte der Frauen dieser Meinung (in Zahlen formuliert: 56 Prozent) und auch in der klinischen Praxis trifft man auf diese Befürchtung. Bei den Frauen, die mit anderen Methoden verhüteten, war der maßgebliche Entscheidungsgrund gegen die Antibabypille die Angst vor einer Gewichtszunahme. Bei vielen Frauen kann die Einnahme der modernen Antibabypillen, bestehend aus Östrogenen und Gestagenen, dazu führen, dass eine leichte Gewichtszunahme erfolgt. Auch bei den reinen gestagenhaltigen Verhütungsmitteln, wie der Minipille, dem Verhütungsstäbchen oder der Dreimonatsspritze, kann eine geringe Gewichtszunahme auftreten. Meist sind es nicht mehr als ein bis zwei Kilogramm. Allerdings handelt es sich nicht um eine »echte« Gewichtszunahme durch Zunahme von Fettgewebe. Der Zeiger der Waage geht auch hier etwas nach oben, weil beide Hormone dafür sorgen, dass mehr Wasser im Körper zurückgehalten wird. Wenn Frauen dann noch sehr salzhaltig gegessen haben, wie Sushi mit Sojasauce, schnellt der Zeiger am nächsten Morgen noch weiter nach oben. Die Aufnahme von viel Kochsalz, das in der Sojasauce enthalten ist, verstärkt den Effekt der Wassereinlagerung. Einkaufstipp für Sushifans: Einige Hersteller haben den Salzgehalt ihrer Sojasaucen hinsichtlich einer gesunden Ernährung fast um die Hälfte reduziert.

WAS EINE SCHWANGERSCHAFT FÜR DAS GEWICHT BEDEUTET

Na klar – in der Schwangerschaft legt man an Gewicht zu. Wir rechnen einmal für Sie ganz konkret zusammen, wie sich eine Schwangerschaft auf die Figur auswirkt: Am Ende einer Schwangerschaft wiegt ein Baby etwa dreieinhalb Kilogramm. Auch die Organe, die das Baby versorgen, schlagen bei der Schwangeren ordentlich zu Buche: Die Gebärmutter wächst immens, schließlich muss sie sich der Größe des Babys kontinuierlich anpassen. Ein nicht schwangerer, normaler Uterus wiegt etwa 70 bis 80 Gramm – am Ende einer Schwangerschaft sind das gute eineinhalb Kilogramm. Hinzu kommt noch die Plazenta von etwa 500 bis 700 Gramm und das Fruchtwasser mit einem Kilogramm. Für die Nährstoff- und Sauerstoffversorgung des Kindes muss auch der Wasser- und Bluthaushalt gepusht werden. Das Mehr an Blut und Wasser im Körper der Frau macht noch etwa weitere drei bis vier Kilogramm aus. Die hohen Östrogenspiegel sorgen zudem dafür, dass noch ein paar extra Fettdepots an Po und Oberschenkeln angelegt werden, damit das Neugeborene nach der Geburt auch sicher ernährt werden kann. Dies beläuft sich nochmals auf ein bis zwei Kilogramm. So kommen wir auf etwa zwölf Kilogramm als optimale Gewichtszunahme für eine Frau mit einem normalen Ausgangsgewicht.

HEMMUNGSLOS SCHLEMMEN IN DER SCHWANGERSCHAFT?

Der Grundumsatz und der Sauerstoffverbrauch einer Schwangeren müssen steigen – insbesondere nach dem dritten Monat, wenn alle Organe des Babys angelegt sind und diese bis zur Geburt kräftig wachsen und ausreifen müssen. Viele werdenden Mütter machen den Fehler und essen in dieser Zeit hemmungslos drauflos – sie nutzen die Schwangerschaft praktisch als Entschuldigung fürs Schlemmen. Der Kalorienverbrauch steigt allerdings nicht so sehr, wie viele Frauen meinen. Ein Essen »für zwei« ist der komplett falsche Ansatz und führt garantiert zu unerwünschten Fettpolstern. Wie wir zuvor beschrieben haben, wird eine Frau erst schwanger, wenn genügend Energiereserven in Form von Fettgewebe an Hüften, Po und Oberschenkeln vorhanden sind. Darauf greift der Organismus erst einmal zurück. Bis zur 20. Schwangerschaftswoche sind es lediglich ein bis drei Kilogramm, die eine Frau zunehmen sollte. Ab dem vierten Monat steigt der Kalorienbedarf um etwa zehn bis 15 Prozent des Gesamtenergiebedarfs pro Tag, was etwa 250 Kilokalorien pro Tag ausmacht. Dies entspricht beispielsweise zwei mittelgroßen Bananen pro Tag, die eine Schwangere zusätzlich verspeisen darf – also tatsächlich nicht viel. Bei einem normalen Ausgangsgewicht sollte eine Frau nicht mehr als 10 bis 16 Kilogramm in der Schwangerschaft zunehmen. Ist die Frau übergewichtig, sollte sich die Gewichtszunahme zwischen fünf und zehn Kilogramm bewegen. Grundsätzlich gilt: Je mehr Gewicht eine Frau vor der Schwangerschaft auf die Waage bringt, desto weniger sollte sie während der Schwangerschaft zunehmen.

Wieso Übergewicht in der Schwangerschaft so schädlich ist

Denn: Übergewicht in der Schwangerschaft bedeutet eine höhere Gesundheitsgefährdung für Mutter und Kind. Für die Mutter besteht eine erhöhte Gefahr für Diabetes mellitus, Bluthochdruck oder Präeklampsie. Für das Kind resultiert daraus eine erhöhte Gefahr für eine Früh- und Fehlgeburt wie auch ein Risiko für Fehlbildungen. Bei Übergewicht in der Schwangerschaft ist zudem die Kaiserschnittrate wesentlich höher. Besonders ungünstig ist es, wenn das Zuviel an Kilos bereits vor der Schwangerschaft vorhanden ist und die Frau während der Schwangerschaft dann noch viel Gewicht zunimmt. Eine groß angelegte Studie aus dem Jahr 2019 (21) deckte auf, dass sich bei Frauen mit einem BMI von 40 oder darüber und einer Gewichtszunahme von 20 Kilogramm oder mehr sich eine Komplikationsrate von 94 Prozent zeigt. Wie sieht hingegen der Idealfall aus? Eine untergewichtige Frau (BMI < 19) sollte etwa 12 bis 18 Kilogramm zunehmen, eine normalgewichtige Frau die besagten 10 bis 16 Kilogramm und eine übergewichtige Frau (BMI 25 bis 29) sieben bis zwölf Kilogramm und eine fettleibige Frau (BMI > 30) fünf bis neun Kilogramm.

Das Übergewicht der Eltern übt auch Einfluss auf ihre Keimzellen aus (siehe Seite 10). Damit werden die Erbanlagen der Kinder auf einen adipösen Stoffwechsel programmiert, sodass die Kinder ein großes Risiko für Übergewicht entwickeln. Mit jedem Kilo zu viel steigt das Risiko des Kindes für Adipositas um drei Prozent.

Wieso regelmäßige Gewichtskontrollen wichtig sind

Gewichtskontrollen in bestimmten Abständen sind Bestandteil der Schwangerenvorsorge in Deutschland – und das hat seinen Grund. Zu Beginn einer Schwangerschaft kann bei manchen Frauen eine mehr oder weniger ausgeprägte Übelkeit (Hyperemesis gravidarum) entstehen. Währenddessen können schon einmal ein bis zwei Kilogramm auf der Strecke bleiben, was aber meistens keine nachteiligen Auswirkungen auf die Schwangerschaft hat. Denn diese Übelkeit verschwindet am Ende des dritten Monats meist wieder. Wenn die Übelkeit mit wiederholtem Erbrechen einhergeht, prüft der Frauenarzt durch eine Urinuntersuchung, ob sich die Stoffwechsellage auf Gewichtsabnahme umgestellt hat. Er leitet dann eine stationäre Betreuung ein, um in erster Linie einen Flüssigkeits- und Nahrungsmangel der Schwangeren zu verhindern. Meistens beruhigt sich dieser Zustand innerhalb weniger Tage wieder. Die Ursache dieser Übelkeit ist wahrscheinlich der steile Anstieg der Plazentahormone in den ersten Wochen der Schwangerschaft.

Deutliche Gewichtsabweichungen nach oben, ohne dass mehr gegessen wurde, können Anzeichen für mögliche Komplikationen sein. Besonders eine zu schnelle Gewichtszunahme von mehr als einem Kilogramm pro Woche kann auf eine schwangerschaftsbedingte Bluthochdruckerkrankung (Präeklampsie) hinweisen. Die Gewichtszunahme beruht auf einer vermehrten Wassereinlagerung und Ödembildung im Gewebe, die durch Bluthochdruck und eine gestörte Nierenfunktion ausgelöst wird. Geschwollene Beine und Hände oder auch ein vermehrtes Spannen der Haut sind dann zu verspüren. Es kann zudem zu Kopfschmerzen, Augenflimmern oder Oberbauchschmerzen kommen. Auch wenn die Schwangere normal trinkt, kann zu wenig Urin beim Wasserlassen die Folge sein.

Wenn dieser Zustand auftritt, muss er umgehend durch den Frauenarzt oder die Entbindungsklinik geklärt werden. Gegen Ende der Schwangerschaft können bei den meisten Schwangeren geringfügige Ödeme auch ohne eine weitere Erkrankung auftreten.

Ein längerer Gewichtsstillstand der Mutter ist vergleichsweise selten, kann aber auf eine Erkrankung, Mangelernährung oder auf eine Wachstumsverzögerung beim Kind hinweisen und sollte daher unbedingt vom Frauenarzt weiter abgeklärt werden.

In Deutschland nehmen viele schwangere Frauen trotz vermeintlich gesunder Ernährung zu viel an Gewicht zu. Woran das liegt? Laut einer Veröffentlichung des Berufsverbandes der Frauenärzte greifen Schwangere gerne und viel zu oft zu süßem Obst, wie Weintrauben, die aber außer Wasser vor allem Fruchtzucker (Fruktose) enthalten. Dieser wird, wie wir schon erläutert haben, direkt in Fett umgewandelt. Eine Schwangere benötigt eine ausgewogene und gesunde Ernährung, die nicht nur den aktuellen Energiebedarf im Blick hat, sondern besonders ihren erhöhten Bedarf an Folsäure, Jod, Eisen und Proteinen deckt. Einige Nahrungsmittel sind (wie selbstverständlich Alkohol) völlig tabu. Mehr dazu ab Seite 197.

WELCHEN EINFLUSS HAT STILLEN AUF DAS GEWICHT?

Nach der Entbindung ist Stillen das Beste für die Gesundheit des Kindes und der Mutter. Stillkinder sind vor allem vor Allergien und Ekzemen geschützt. Die Muttermilch hat zudem einen positiven Einfluss auf die kindliche Gehirnentwicklung, besonders bei Frühgeborenen. Neuere Studien wie die Langzeitstudie von Wissenschaftlern aus Boston aus dem Jahr 2017 zeigen, dass Stillen auch von großer Bedeutung für die Gesundheit der Mutter ist (22). Brustkrebs, Endometriose oder auch Multiple Sklerose kommen bei Müttern, die ihre Kinder gestillt haben, weniger häufig vor.

DIE VORTEILE DES STILLENS

Die Muttermilch ist, wenn das Stillen für die Mutter möglich ist, nicht nur die beste Nahrung für das Baby – sie ist darüber hinaus der Schlankmacher für die Frau. Nicht nur die Schwangerschaft, auch die Produktion der Muttermilch ist für den weiblichen Körper ein echter Kraftakt. Er kostet viel Energie und verbrennt reichlich Extrakalorien. Bei vollem Stillen benötigt der weibliche Körper gute 600 Kilokalorien mehr pro Tag. Wenn man nach der Entbindung gesund und normal isst, entwickelt man als stillende Frau ein Kaloriendefizit von 600 Kilokalorien pro Tag, was die während der Schwangerschaft (oder schon vorher) angelegten Fettpolster an Hüften, Po und Oberschenkeln schmelzen lässt. Innerhalb von zehn bis zwölf Tagen ist damit schon ein Kilogramm reines Fett verbrannt. Eine 2019 im »Journal of Women's Health« veröffentlichte Studie (23) konnte verdeutlichen, dass Stillen über sechs Monate oder länger zu einer schlanken Taille der Frauen führt. Dieser Effekt ist übrigens nicht nur während der Stillzeit zu messen, sondern wirkt sich nachhaltig auf die Figur der Frauen aus. Auch noch zehn Jahre nach der Entbindung hatten die Frauen, die gestillt haben, immer noch eine um durchschnittlich dreieinhalb Zentimeter schlankere Taille als die Frauen, die nicht gestillt haben.

Nicht nur der erhöhte Kalorienbedarf beim Stillen bringt die Figur der Frauen wieder in Form, sondern es gibt noch eine weitere biologische Tatsache, die beim Stillen zum Tragen kommt. Beim Saugen des Babys an der Brustwarze wird vermehrt das Hormon Oxytocin produziert. Dieses Hormon wirkt auf glatte Muskelzellen, die unter anderem entlang der Milchgänge verlaufen, sodass die Milch zur Brustwarze transportiert werden kann und der Milchfluss angeregt wird. Das Oxytocin entfaltet seine Wirkung aber auch an der Gebärmutter, die unmittelbar nach der Entbindung noch vergrößert ist. Oxytocin sorgt dafür, dass sich die Gebärmuttermuskulatur zusammenzieht und dadurch schneller wieder in die Ausgangsform zurückkehrt. Dies bedeutet, dass auch der Bauchumfang, bedingt durch die noch vergrößerte Gebärmutter, schneller wieder abnimmt und der Bauch wieder flacher wird. Ein weiterer überzeugender Grund, der für Stillen spricht: Oxytocin wirkt auch auf unser Hirn. Es baut Stress und Angst ab und verstärkt emotionale Bindungen. Dieses endogene »Feel-Good- und Bauch-Beauty-Hormon« sollte man sich nicht entgehen lassen.

WELCHEN EINFLUSS HAT DIE MENOPAUSE AUF DAS GEWICHT?

Zwischen 45 und 55 Jahren kommen Frauen üblicherweise in die Wechseljahre. Die Eierstöcke haben ihre Funktion eingestellt und die Hormone Östrogen und Progesteron fallen ab. Dies ist ein Prozess, der sich nicht abrupt einstellt, sondern sich meist über ein paar Jahre erstreckt. Jetzt müssen Sie ein wenig tapfer sein, denn nun kommt eine lange Liste an Veränderungen – und vieles davon ist nicht schön. Es muss allerdings nicht alles auf Sie zutreffen, auch die Wechseljahre verlaufen bei jeder Frau individuell.

Hitzewallungen, Schlafstörungen und emotionale Veränderungen wie Nervosität und Reizbarkeit sind die häufigsten Beschwerden, die von Frauen zu Beginn der Wechseljahre genannt werden. Blasenschwäche, sexuelle Unlust und ein Abbau der Knochen können nach ein paar Jahren Menopause dazukommen. Später klagen viele Frauen über Scheidentrockenheit, trockene Augen wie auch generell über trockene Schleimhäute. Die Haut wird nicht nur trockener, sondern auch dünner und weniger elastisch, da sie nicht mehr so viel Wasser speichert. Sie wird mitunter rot und juckt auch. Durch verstärkte Pigmenteinlagerung entsteht eine Neigung zu Altersflecken. Auch die Fähigkeit zur Wundheilung lässt nach. Und dann geht auch noch zu allem Übel der Zeiger der Waage kontinuierlich nach oben. Auf dem Kongress der Internationalen Menopausen Gesellschaft 2018 in Vancouver wurde berichtet, dass Frauen ab Eintritt der Wechseljahre durchschnittlich ein halbes Kilogramm pro Jahr an Gewicht zulegen. Insbesondere nimmt nach Eintritt der Wechseljahre das Bauchfett zu. In der Prämenopause machen die Fettpolster am Bauch nur etwa fünf bis acht Prozent des Gesamtfettanteils aus. In der Postmenopause steigen sie auf stolze 15 bis 20 Prozent an. Das führt natürlich zu einer Zunahme des Bauchumfangs und die schlanke Taille ist dahin. Wenn Frauen durch eine operative Entfernung der Eierstöcke plötzlich in die Wechseljahre kommen, ist der Gewichtszuwachs und das Risiko der Entwicklung einer Adipositas fünfmal so hoch wie bei gleichaltrigen noch prämenopausalen Frauen.

SIND DIE HORMONE SCHULD AN DER GEWICHTSZUNAHME?

Eine Frage, die sich viele Frauen ab 40 Jahren stellen. Müssen Sie das hinnehmen – oder können Sie dies verhindern? Bevor wir die Antwort, wie Sie schlank durch die Wechseljahre kommen, ab Seite 199 klären, folgt jetzt erst einmal die biologische Erläuterung: Die Hormonveränderungen mit Beginn der Wechseljahre sind tatsächlich Ursache des vermehrten Auftretens von Fettpolstern am Bauch. Durch die nachlassende Östrogen- und Gestagenproduktion haben Frauen in den Wechseljahren einen zunächst relativ erhöhten Testosteronspiegel, weil Testosteron noch über viele Jahre unter dem Einfluss der Hypophysenhormone in den Eierstöcken produziert wird. Dieser Testosteronüberschuss kann dazu führen, dass Frauen männlicher aussehen. Sprich: Barthaare sprießen vermehrt und die Kosmetikerin greift nicht mehr zur Pinzette, sondern muss den vielen Borsten mit Wachs zu Leibe rücken. Auch die Kopfhaare werden dünner, weil die Östrogene fehlen. Man erinnert sich voller Wehmut an die Traummähne, die man als junge

Frau, besonders während der Schwangerschaft, hatte – hier waren die Östrogene so hoch wie nie. Und auch der Speckgürtel am »mittleren Ring« vergrößert sich und ähnelt (gegebenenfalls) mehr und mehr dem des Partners.

Das neue Verhältnis von weiblichen zu männlichen Hormonen in den Wechseljahren verändert auch die Fettumverteilung. Übrigens wird bei Frauen, die aufgrund von Menopausenbeschwerden eine Hormontherapie mit Östrogenen und Gestagenen durchführen, diese Art der Fettumverteilung nicht beobachtet. Sie behalten eher einen flachen Bauch und wenn sie zunehmen, dann wie vor den Wechseljahren an Po und Oberschenkeln nach dem typischen weiblichen Fettverteilungsmuster.

Es gibt aber auch einen Vorteil: Das verhältnismäßige Mehr an Testosteron kann sich zu Beginn der Wechseljahre bei manchen Frauen positiv auf die Libido und Lebenskraft auswirken. Erst später im Leben, meist ab dem 65. bis 70. Lebensjahr, lässt dann auch bei der Frau die Testosteronproduktion in den Eierstöcken nach. Daher durchleben manche Frauen auch eine zweite Phase der Hitzewallungen, nämlich dann, wenn auch die Androgenproduktion in den Eierstöcken versiegt. Der Abfall der Androgene führt zu einer weiteren Verlangsamung des Stoffwechsels einschließlich der Fähigkeit des Körpers, Muskeln auf- und Fettgewebe abzubauen.

DIE ROLLE DES ALTERUNGSPROZESSES

Damit sind wir bei der Gewichtszunahme angelangt, mit der viele Frauen mit Eintritt der Wechseljahre zu kämpfen haben. Ursache dafür ist nicht, dass die Hormone Östrogen und Gestagen um das 50. Lebensjahr absinken – und auch nicht, dass das Testosteron um das 70. Lebensjahr weniger häufig gebildet wird. Es liegt schlichtweg am gesamten Alterungsprozess unseres Körpers. Dadurch nehmen die gesamten Stoffwechselvorgänge im Körper ab (siehe auch Seite 77) und der Grundumsatz verringert sich. Der Kalorienbedarf eines Menschen sinkt im Durchschnitt vom 30. Lebensjahr bis zum 80. Lebensjahr um rund 600 Kilokalorien. Dies ist im gesenkten Grundumsatz begründet, aber auch darin, dass viele Menschen sich mit zunehmendem Alter weniger bewegen und dadurch Muskeln verlieren.

Ein weiterer Faktor, der zu einer Gewichtszunahme in der Menopause führt, ist der veränderte Schlaf. Fast alle Frauen mit Hitzewallungen in den Wechseljahren klagen auch über Schlafstörungen. Sowohl die Schlafdauer als auch die Schlafqualität sind beeinträchtigt. Viele können schlecht einschlafen, andere wachen in den frühen Morgenstunden auf und können nicht mehr einschlafen. Dieser Zustand macht müde, antriebslos und die körperliche Leistung nimmt ab, da man sich vollkommen gerädert durch den Tag schleppt.

Nah am Wasser gebaut?

Durch den Hormonabfall kann auch die Gefühlszentrale im Gehirn beeinflusst werden: Manche Frauen sind traurig bis hin zu depressiven Verstimmungen. Auch Reizbarkeit und Nervosität können auftreten. Trost finden viele dann im Essen – meist im Süßen. Manche Frauen entwickeln auch richtige Fressattacken (Binge Eating). Das emotionale Essen zeigt sich sofort auf der Waage, was den Frust und die schlechte Stimmung weiter verstärkt. Dass dann noch zusätzlich die Lust auf Bewegung verschwindet, löst einen Teufelskreis aus. Um diesen zu durchbrechen, gibt es einige wissenschaftlich fundierte Möglichkeiten, die wir ab Seite 155 beschreiben. Mit der richtigen Ernährung und hilfreichen Tipps kommen Sie garantiert schlank durch die Wechseljahre.

Was die Hormontherapie in der Menopause bewirkt

Gut ein Drittel bis die Hälfte aller Frauen haben Wechseljahrbe-schwerden, die ihre Lebensqualität stark einschränken oder zu-mindest merklich beeinträchtigen. Die Menopause findet in einem Lebensalter statt, in dem viele Frauen auf dem Höhepunkt ihrer be-ruflichen Schaffenskraft angekommen sind und dort auch bleiben wollen. Wenn Hitzewallungen und Schlaflosigkeit die Lebenskraft und Lebensfreude stark beeinträchtigen, spielt nahezu jede Frau mit dem Gedanken einer Hormonbehandlung. Aber natürlich sind die auftretenden Symptome sehr individuell und werden un-terschiedlich bewertet, je nachdem, in welcher Situation sich eine Frau befindet. Sind Sie beispielsweise Angestellte in einem Unter-nehmen? Dann klingelt der Wecker morgens um sechs oder sieben Uhr und es heißt: raus aus den Federn – egal, ob Sie sich seit drei Uhr morgens schlaflos im Bett wälzen. Sind Sie selbstständig und nicht an feste Arbeitszeiten gebunden, können Sie sich am Nach-mittag für ein kurzes Nickerchen hinlegen, sodass eine Schlaflo-sigkeit in der Nacht als nicht so belastend empfunden wird.

Auch werden Hitzewallungen von den Frauen verschieden be-wertet: Eine Strafverteidigerin berichtet, es sei für sie undenkbar, dass sie wieder Schweißausbrüche während ihres Plädoyers vor Gericht bekommen könne. Man würde ihr dies als Schwäche und Unsicherheit auslegen. Anders eine Landwirtin, die angibt, dass Hitzewallungen nicht schlimm seien, da sie ohnehin den ganzen Tag aufgrund der körperlichen Arbeit schwitze.

Wie wirkt eine Hormonbehandlung?

Die Hormonbehandlung in den Wechseljahren ist in der Ver-gangenheit zu Unrecht stark in Verruf geraten, weil die Untersu-chungsergebnisse internationaler Studien hinsichtlich der Nebenwirkungen von Hormonen fehlinterpretiert wurden. In der Zwischenzeit wurde dies korrigiert und die Nebenwirkungen wurden in das rechte – etwas weniger beängstigende – Licht gerückt (24). Dennoch: Die Verschreibung von Hormonen in der Menopause in Deutschland ist immer noch deutlich rückläufig. Aus einer aktuellen Analyse der Techniker Krankenkasse (TKK) geht hervor, dass die Verordnungszahlen von Hormonen in der Menopause in Deutschland weiter zurückgegangen sind. 2018 erhielten nur noch 6,6 Prozent der Frauen in den Wechseljahren eine Hormontherapie, während es im Jahr 2000 noch 37 Prozent waren. In den aktuellen medizinischen Leitlinien zur Peri- und Postmenopause wird dazu eindeutig Stellung genommen: »Frauen mit vasomotorischen Beschwerden soll eine Hormontherapie angeboten werden, nachdem sie über die kurz- (bis zu fünf Jahren) und langfristigen Risiken informiert worden sind.«

Vorteile einer Hormonbehandlung

Was könnte Ihnen eine Hormonbehandlung in den Wechseljahren bringen? Hitzewallungen, Schweißausbrüche und Schlafstörungen verschwinden schlagartig unter einer Hormonbehandlung. Für Letztere sind vor allem die Gestagene (Progesteron) sehr gut geeignet. Sie haben eine sedierende Wirkung, erhöhen signifikant Ihre Gesamtschlafdauer und reduzieren die Einschlafdauer sowie das nächtliche Erwachen. Es ist daher günstig, Gestagene abends anzuwenden. Durch die Menopausale Hormontherapie (MHT) bessert sich darüber hinaus Ihre Gemütslage: Depressive Verstimmungen, Nervosität und Reizbarkeit sind wie weggeblasen. Ihre Leistungsfähigkeit ist wieder auf dem Höhepunkt und die Lebensenergie und damit die Lebensqualität wird deutlich verbessert. Langfristig werden auch Knochen gestärkt und osteoporosebedingte Knochenbrüche verhindert. Bei frühzeitigem Beginn einer MHT wird durch den günstigen Einfluss auf den Cholesterinstoffwechsel und die Gefäßwände dem Auftreten einer Arteriosklerose entgegengewirkt. Durch den gefäßerweiternden Effekt der Östrogene bessert sich auch der Blutdruck. Es gibt noch viele weitere positive Effekte: Verbesserung der Libido, Scheidenfeuchtigkeit und Besserung einer Harninkontinenz. Auch wird das vaginale Ökosystem günstig beeinflusst. Die Milchsäurebakterien nehmen wieder überhand, sorgen für ein saures Milieu und verhindern das Auftreten von Scheiden- und Harnwegsinfekten.

Nebenwirkungen einer Hormonbehandlung

Erwartungsgemäß hat jede Behandlung auch Nebenwirkungen. Wenn Sie Hormone einnehmen, riskieren Sie ein höheres Risiko für Thrombosen, Schlaganfälle und Brustkrebs. In einer Risiko-Nutzen-Abwägung bleibt unter dem Strich festzuhalten, dass die Sterberate durch eine MHT nicht beeinflusst wird. Das Risiko, an einer Herz-Kreislauf-Erkrankung oder an Krebs zu versterben, ändert sich durch eine Hormontherapie nicht. Was sich aber ändert, ist die Art der Todesursachen. Beispielsweise erkranken Frauen, die Hormone einnehmen, eher an einem Brustkrebs und weniger häufig an Darmkrebs. Bei Frauen, die keine MHT durchführen, ist es genau umgekehrt. Besser im Hinblick auf das Risiko für die Entwicklung von Nebenwirkungen ist es, wenn mit Ihrer Behandlung bereits früh in der Menopause, das heißt vor dem 59. Lebensjahr begonnen wird. Dann erfahren Sie durch die MHT sogar eine längere Lebenserwartung. Weniger Nebenwirkungen treten auch auf, wenn die Dosierung so niedrig wie möglich gegeben wird und die Behandlung so kurz wie nötig erfolgt. Auch die Art der Hormonanwendung ist dabei wichtig. Falls möglich, sollten Sie die Hormone transdermal als Pflaster oder Gel oder auch vaginal verabreicht bekommen, da der Leberstoffwechsel weniger belastet wird und auch die Rate an Thrombosen wesentlich niedriger ist.

Macht eine Hormonbehandlung dick?

Was passiert mit Ihrem Aussehen und Ihrem Gewicht, wenn Sie Hormone in den Wechseljahren einnehmen? Ein Vorurteil räumen wir gleich zu Beginn aus. Hormone – gemeint sind entweder eine Östrogen- oder eine Östrogen-Gestagen-Therapie – machen nicht dick! Ganz im Gegenteil: Sie haben einen günstigen Einfluss auf Ihren Stoffwechsel und Ihre Fettverteilung sowie auf Haut und Haare. Östrogene fördern die Durchblutung und Rehydratisierung vieler Organe, steigern die Bildung von Kollagen und haben dadurch eine günstige Wirkung auf Haut, Muskeln und Gelenke. Durch das Aufpolstern der Haut mit Wasser wirkt sie frischer, glatter und durch die bessere Durchblutung auch rosiger. Die Wassereinlagerungen machen sich dann auch unmittelbar auf der Waage mit ein bis zwei Kilogramm weniger bemerkbar. Aber ähnlich wie der Antibabypille ist es eben nur Wasser und kein Fett, das dazu führt, dass Sie zunehmen. Dieser Effekt ist überall auf der Haut zu merken: Ihre Augen sind weniger trocken, ebenso die Scheide und beim Sex funktioniert die Befeuchtung der Scheide auch wieder besser. Weiterhin sorgen die Östrogene dafür, dass es nicht zum verstärkten Bartwuchs im Gesicht kommt und auch der ansonsten durch den relativen Testosteronüberschuss verursachte Haarausfall am Kopf ausbleibt.

Östrogene haben einen sehr günstigen Einfluss auf Ihren Zuckerstoffwechsel und schützen Sie davor, einen Diabetes mellitus zu entwickeln. Durch diesen Effekt wirken sie der Entstehung einer Insulinresistenz (siehe Seite 43) entgegen – wie Sie wissen, eine der häufigsten Ursachen für eine Gewichtszunahme. Östrogene helfen Ihnen dabei, das Gewicht zu halten, indem sie den Glukosestoffwechsel normalisieren. Damit nehmen Sie trotz steigendem Alter weniger stark zu.

Gestagene wie Progesteron sorgen nicht nur ebenfalls für einen guten, langen und erholsamen Schlaf, Progesteron kurbelt zudem den Stoffwechsel auf verschiedenen Wegen an. Es führt zu einem Anstieg der Körpertemperatur um 0,2 bis 0,5 °C und auch zu einem signifikanten Anstieg von freiem Thyroxin im Serum. Mit ihm nimmt der nächtliche Wachstumshormongipfel zu, was den Fettabbau (Lipolyse) und das Muskelwachstum stimuliert.

Ein weiterer Vorteil der Hormontherapie in den Wechseljahren: Es bremst die Bildung von Bauchfett, was für die allgemeine Gesundheit wichtig ist (siehe Seite 76).

Was bringen Phytoöstrogene?

In den Beratungsgesprächen zur Hormonbehandlung kommt immer wieder die Frage auf, was es denn mit den natürlichen Östrogenen aus der pflanzlichen Nahrung, den sogenannten Phytoöstrogenen, auf sich habe. Dies sind sekundäre Pflanzenstoffe (Isoflavone und Lignane), die eine ähnliche chemische Struktur wie die Östrogene aufweisen. Sie können daher an denselben Rezeptoren wie Östrogen binden und die gleichen Wirkungen wie Östrogene entfalten, aber ebenfalls antiöstrogen wirken. Vermutlich sind Ihnen bekannte Vertreter, die viele Isoflavone enthalten, ein Begriff: beispielsweise Sojaprodukte (Sojamilch oder Sojamehl), Rotklee, Leinsamen und Hopfen.

Aktuelle Studien (25) bescheinigen den Phytoöstrogenen eine Verbesserung der Hitzewallungen, allerdings werden andere postmenopausale Beschwerden nicht gelindert. Genistein, das in Soja und Rotklee vorkommt, hat sich als besonders effektiv erwiesen und zeigte die zuverlässigste Wirkung. Eine Metaanalyse aus dem Jahr 2017 (26) kam außerdem zu dem Ergebnis, dass Genistein sich auch günstig auf den Zuckerstoffwechsel auswirkt. Denn: Der Nüchtern-Blutzuckerspiegel, der Nüchtern-Insulin-Wert und auch die Messparameter, die eine Insulinresistenz anzeigen (HOMA-Index, siehe Seite 83) verbesserten sich signifikant. Die Verbesserung war insbesondere bei postmenopausalen Frauen mit einem BMI unter 30 zu sehen, die sich fettarm ernährten.

In einer breit angelegten Metaanalyse aus dem Jahr 2018, die insgesamt 23 placebokontrollierte Studien mit 1.880 postmenopausalen Frauen zusammengefasst hat (27), wurde untersucht, ob Phytoöstrogenzusätze sich auf Körpergewicht und Körperzusammensetzung auswirken. Zu welchem Schluss kam diese Studie? Bei Betrachtung aller Frauen zeigte sich kein Einfluss von Phytoöstrogenen auf das Gewicht, den Body-Mass-Index (BMI), den Bauch- und Hüftumfang sowie den Körperfettanteil. Gesunde postmenopausale Frauen nahmen leicht ab im Gegensatz zu Frauen mit Stoffwechselstörungen, wie Diabetes mellitus, Bluthochdruck, Fettstoffwechselstörungen. Diese wiesen eine leichte Gewichtszunahme auf. Der Isoflavontyp spielte ebenfalls eine Rolle: Reines Daidzein (das zum Beispiel in Sojabohnen vorkommt) hatte einen eher ungünstigen, während Isoflavonmischungen einen eher positiven Effekt auf das Körpergewicht hatten.

DIE FUNKTION VON SCHILDDRÜSENHORMONEN

Die Schilddrüse ist ein wichtiges Stoffwechselorgan. Sie bildet unter anderem die beiden Hormone Trijodthyronin (T3) und Thyroxin (T4). Ihre Produktion wird durch übergeordnete Schaltzentralen in der Hypophyse und dem Hypothalamus gesteuert. Ist genügend

Schilddrüsenhormon in unserem Blut vorhanden, wird dies an unser Gehirn rückgemeldet und die Produktion wird gedrosselt. Die »Unterhaltung« zwischen dem Hirn und der Schilddrüse erfolgt auch auf hormonellem Wege durch die Produktion der Hormone TSH (Thyreoideastimulierendes Hormon oder Thyreotropin: Produktion in der Hypophyse) und TRH (Thyrotropinfreisetzendes Hormon: Produktion im Hypothalamus). Die Schilddrüsenhormone steigern unseren Grundumsatz, die Wärmeproduktion und den Sauerstoffverbrauch. Auch unser Kohlenhydrat- und Fettstoffwechsel werden angekurbelt. Außerdem greifen diese hormonellen Helfer auch direkt an der Darmmuskulatur an und führen dazu, dass unser Darm gut arbeiten kann. Bei der Entstehung neuen Lebens haben sie einen entscheidenden Einfluss auf die Gehirnentwicklung und damit die Intelligenz des ungeborenen Kindes. Deshalb ist bei Schwangeren eine normale Funktion der Schilddrüse für die kindliche Entwicklung so wichtig.

WIE KANN DIE ARBEIT DER HORMONE UNTERSTÜTZT WERDEN?

Entscheidend für beide Hormone ist eine ausreichende Menge an Jod. Wenn Sie Jodsalz in der Küche einsetzen, täglich Milch oder Milchprodukte verwenden und ein- bis zweimal pro Woche Seefisch zu sich nehmen, sind Sie auf der sicheren Seite. Ein Erwachsener benötigt pro Tag etwa 180 bis 200 Mikrogramm Jod, was mit unseren vorherigen Vorschlägen gedeckt ist. Für Schwangere gilt: Sie haben aufgrund der erhöhten Stoffwechsellage einen erhöhten Bedarf von 230 bis 260 Mikrogramm pro Tag. Dieser muss meist durch entsprechende Jodtabletten ausgeglichen werden.

In unserem Gewebe wird T4 in das stoffwechselaktive T3 umgewandelt. Hierzu sind Enzyme (Dejodinasen) notwendig, die das lebenswichtige Spurenelement Selen aufweisen. Zudem enthält unsere Schilddrüse große Mengen selenabhängiger antioxidativer Enzyme. Diese schützen unser Gewebe vor oxidativen Schäden durch freie Radikale, die bei der Hormonproduktion entstehen. Werden freie Radikale nicht ausreichend abgebaut, sind Entzündungsreaktionen und Fehlfunktionen der Schilddrüse die Folge. Deshalb sollten Sie Selen in ausreichender Menge zu sich nehmen. Zur Beruhigung: Ein Selenmangel ist in unseren Breitengraden eher selten, da tierische Lebensmittel wie Fleisch, Fisch oder auch Eier zuverlässige Selenlieferanten sind. Da unsere Böden relativ wenig Selen enthalten, sind die meisten pflanzlichen Lebensmittel arm an Selen. Sind Sie Vegetarierin oder Veganerin? Dann ist eine Mangelversorgung eher wahrscheinlich.

Wie häufig kommen Funktionsstörungen vor?

Funktionsstörungen der Schilddrüse treten bei uns relativ häufig auf. Wir Frauen sind davon viermal so häufig betroffen wie Männer. Bei fünf bis zehn Prozent aller Frauen treten Fehlfunktionen der Schilddrüse auf: Sie treten oft im Zusammenhang mit bestimmten Lebensphasen wie Pubertät, Schwangerschaft und Wechseljahren auf, wenn sich die weiblichen Hormone umstellen. Was ist die Ursache der Funktionsstörungen? Das können Autoimmunerkrankungen sein, die das Schilddrüsengewebe zerstören, aber auch Entzündungen oder ein Mangel an Jod und Selen. Schilddrüsenfunktionsstörungen können mit klinischen Beschwerden einhergehen. Oder aber sie sind latent vorhanden und machen zunächst keine spürbaren Symptome. Latente Schilddrüsenstörungen fallen bei Frauen meist dadurch auf, dass Zyklusstörungen auftreten, es mit dem Wunschkind nicht so richtig klappen will oder vermehrt Fehlgeburten auftreten. Ist beispielsweise zu wenig Schilddrüsenhormon durch eine Unterfunktion im Blut existent, führt das im Gehirn zu einer vermehrten Produktion der regulatorischen Hormone TRH und TSH. Dies bewirkt aber auch, dass das Hypophysenhormon Prolaktin stimuliert wird, das die Fruchtbarkeit und die Follikelentwicklung in den Eierstöcken empfindlich stört.

Welche Symptome kommen bei einer Schilddrüsenunterfunktion bei Frauen vor? Sie klagen über Müdigkeit, Antriebsarmut, verringerte Leistungsfähigkeit und ein gesteigertes Schlafbedürfnis oder Gedächtnisstörungen. Sie frieren häufig, leiden an Verstopfung und deutlicher Gewichtszunahme. Die Haut ist trocken, kühl und blass, Haare und Nägel sind brüchig. Neben Wassereinlagerungen zum Beispiel an den Augenlidern treten bei betroffenen Frauen oft Menstruationsstörungen auf. Der Puls ist langsam und die Muskelreflexe sind geschwächt. Zudem sind die Blutfettwerte erhöht.

Bei einer Überfunktion hingegen nehmen Frauen trotz vermehrten Heißhungers an Gewicht ab. Sie schwitzen leicht, haben Hitzewallungen und einen schnellen Puls. Zudem kann es zu Haarausfall kommen. Bei Über- oder Unterfunktion leidet außerdem die Psyche – Frauen sind leicht reizbar, haben starke Gefühlsschwankungen oder eine innere Unruhe.

Wenn Sie trotz gleichbleibender Ernährung an Gewicht zulegen oder ungewollt an Gewicht abnehmen, sollten Sie unbedingt beim Arzt einen Check-up der Schilddrüse machen lassen.

WAS STRESSHORMONE AUSLÖSEN

Nun folgt der Auftritt der prominenten Vertreter Cortisol und Adrenalin. Beide werden von unseren Nebennieren gebildet. Adrenalin wird vermehrt bei kurzzeitigem und Cortisol bei Langzeitstress ausgeschüttet. Die Hauptfunktion dieser beiden Hormone ist es, dem Körper möglichst schnell Energie in Form von Glukose im Blut zur Verfügung zu stellen, damit wir vor dem berühmten Säbelzahntiger davonlaufen oder mit ihm den Kampf aufnehmen konnten. Heutzutage ersetzen andere Stresssituationen diesen Extremfall. Was wir damals wie heute benötigen, ist eine schnelle und starke Muskelkraft, die nur richtig funktioniert, wenn die Muskeln umgehend mit Zucker gefüttert werden. Aber auch bei starker körperlicher Anstrengung, bei schweren Krankheiten oder Fieber wird vermehrt Energie aus dem Fettgewebe mobilisiert, um die Abwehrreaktionen des Körpers möglichst rasch in Gang zu setzen. In der Medizin sprechen wir daher von konsumierenden Krankheiten – also Krankheiten, die unseren Körper sehr belasten und viel Energie kosten, die aus dem Fett- und Muskelgewebe mobilisiert wird. Mitunter nehmen Menschen dadurch innerhalb kurzer Zeit mehrere Kilos ab. Hieran sehen Sie, wie wichtig das Fettgewebe für uns ist: Es sorgt dafür, dass der Körper Stress bewältigen und mit extremen Situationen fertigwerden kann.

CORTISOL UND STRESS

Die Energiereserven des Körpers müssen natürlich auch wieder aufgefüllt werden. Dies wird über Cortisol geregelt. Es stimuliert unseren Appetit und kann regelrecht zu Heißhungerattacken führen. Und das kennt jeder von uns: Bei Stress sortiert man nicht lange nach gesunden oder ungesunden Lebensmitteln. Man greift lieber zum Schokoriegel als zum Apfel.

Seelische Belastungen können über eine vermehrte Cortisolausschüttung solche Prozesse in Gang setzen (mehr darüber auf Seite 129). Der Unterschied ist hier allerdings, dass kein wesentlich erhöhter Energieverbrauch des Körpers vorliegt. Vielleicht haben Sie das selbst schon bemerkt: Bei psychischem Stress setzt man viel früher und schneller zu, als das bei körperlichem Stress der Fall ist.

Cortisol ist das Hormon, das uns tagsüber zu Energieschüben verhilft, indem es den Blutzuckerspiegel ansteigen lässt. Die Ausschüttung von Cortisol unterliegt einer geregelten Tag-Nacht-Rhythmik und ist am Morgen besonders hoch. Das helle Licht in den Morgenstunden triggert die Hormonausschüttung, die dann im Laufe des Tages wieder absinkt und nachts das niedrigste Niveau erreicht. Schlechter Schlaf, Schlafentzug oder auch die nächtliche Lichtverschmutzung (siehe Seite 121) stören massiv: Cortisol steigt an und damit auch unser Blutzucker und unser Gewicht. Denn chronisch erhöhte Cortisolspiegel verändern unser Essverhalten, da immer wieder der unbändige Heißhunger auf Lebensmittel mit hohem Kaloriengehalt, insbesondere Süßes, aufkommt. Zudem wird der Stoffwechsel ausgebremst, da Cortisol die Schilddrüsenfunktion hemmt. Der Grundumsatz wird heruntergefahren, der Energiebedarf sinkt, was die Fetteinlagerung in unserem bereits gut bekannten Teufelskreis weiter vorantreibt. Typischerweise führt Cortisol zu einer Fettgewebevermehrung am Körperstamm (Bauch, Hals, Gesicht): Arme und Beine sind relativ schlank, es wächst allerdings ein dicker Bauch – auch ein Vollmondgesicht und der berühmte »Stiernacken« bilden sich. Eine Nebenwirkung, die bei hohen Dosen von Medikamenten mit Cortisolwirkung gefürchtet ist und deshalb oft zum Therapieabbruch führt.

Für dieses Hormon gilt ebenfalls: Ein normaler Tag-Nacht-Rhythmus, ein zu schnelles Abfallen des Blutzuckers und ein niedriger Blutzuckerspiegel sollten daher unbedingt vermieden werden, wenn Sie Gewicht verlieren oder halten wollen. Extreme Kalorienrestriktion oder gar Hungern führen ebenfalls zu ungesunden Cortisolausschüttungen. Ein Grund, warum bei vielen Menschen Extremdiäten nicht funktionieren: Um abzunehmen, muss gegessen werden – aber natürlich das Richtige!

WIE MEDIKAMENTE DAS GEWICHT BEEINFLUSSEN

Laut einer aktuellen Statistik der OECD ist Deutschland Spitzenreiter. Sie fragen sich, in was? In der höchsten Pro-Kopf-Ausgabe für Medikamente. Deutsche geben jährlich 551 Euro pro Person für ambulant verordnete Medikamente aus, der EU-Durchschnitt liegt bei 402 Euro. Deutsche nehmen im Vergleich zu Menschen aus anderen europäischen Ländern auch verhältnismäßig viele Medikamente ein. Blutdrucksenkende Mittel, Antidiabetika und Antidepressiva werden viel häufiger als im EU-Durchschnitt verschrieben. Der Medikamentenverbrauch steigt mit zunehmendem Alter: 65 Prozent der Medikamente werden von über 60-Jährigen eingenommen. Im Schnitt nehmen diese fünf Pillen am Tag ein.

Kürzlich habe ich (Marion) am Wochenende meine inzwischen 82-jährige Mutter besucht. Nachdem sie mich am Freitagabend mit meiner Leibspeise (Rouladen mit Spätzle und Rotkraut) begrüßt hatte, wollte ich mich zum Frühstück revanchieren. Ich bin früh aufgestanden und zum Bäcker um die Ecke gelaufen. Meinem Sonntags-Frühstückstisch fehlte es an nichts: Frisch gepresster Orangensaft, Croissants, Mohnbrötchen, Brezeln, hausgemachte Marmelade und ein köstlicher Käseteller lachten uns entgegen. Ich war allerdings perplex, als sich meine Mutter zwar sehr über für den schönen Frühstückstisch freute, jedoch ihre morgendliche Tabletteneinnahme mit folgendem Satz kommentierte: »Ich bin jetzt schon satt, Kind. Mir reicht ein Kaffee zum Frühstück.« Immerhin nahm sie ihre Tabletten mit meinem frisch gepressten Orangensaft ein.

Auch das Geschlecht schlägt sich hierbei nieder: Wir Frauen nehmen knapp 20 Prozent mehr an Arzneimitteln ein als Männer. Dies liegt daran, dass wir regelmäßiger zum Arzt gehen, häufiger

Vorsorgeuntersuchungen und Präventionsangebote wahrnehmen (wie beispielsweise die während einer Schwangerschaft).

Welche Medikamente beeinflussen das Gewicht signifikant? Dies hat eine große Metaanalyse im Jahr 2015 untersucht (28). Insgesamt wurden 54 verschiedene Medikamente von knapp 85.000 Patienten unter die Lupe genommen. Die signifikanten Gewichtszunahmen lagen je nach Medikament bei einem bis drei Kilogramm, die Gewichtsabnahmen bewegten sich zwischen einem halben und knapp acht Kilogramm. Günstig auf das Gewicht wirkten sich orale Antidiabetika wie Metformin, Acarbose, Miglitol oder Liraglutid aus. Aber auch Antiepileptika wie Topimarat oder Zonisamide können ebenso wie die Antidepressiva Bupropion oder Fluoxetine zu einem ungewollten Gewichtsverlust führen.

Und wie Sie sich vermutlich vorstellen können: Die Liste der Mittel, die Gewichtszunahme zur Folge haben, ist viel länger. An vorderster Front stehen Medikamente gegen Bluthochdruck, Depressionen und andere seelische Leiden. Hormontherapien mit Kortison oder Antiöstrogenen über längere Zeit bewirken mitunter auch einige Kilos mehr auf der Waage. Wenn man an schweren Erkrankungen wie Asthma, Rheuma, Herz-Kreislauf-Erkrankungen oder Krebs leidet, kann man natürlich nicht auf die lebensrettenden Tabletten verzichten. Wenn Sie ein neues Medikament einnehmen müssen und nach einem Monat eine Gewichtszunahme von mehr als zwei Kilogramm bei sich feststellen, und das, ohne dass Sie mehr gegessen haben, sollten Sie Ihren Arzt fragen, ob es Alternativen in der Behandlung gibt.

WAS UNSERE GENE BEWIRKEN

In der Einleitung auf Seite 10 haben wir beschrieben, dass Übergewicht nicht mehr rein als Willensschwäche ausgelegt werden kann. Aus Zwillings- und Familienstudien errechnete sich (29), dass etwa die Hälfte unseres Gewichtes auf genetischen Veranlagungen beruht. Mehr als 100 Gene und Genvarianten sind in der Zwischenzeit entdeckt worden, die Übergewicht und Adipositas begünstigen können. Dabei können die Gene an unterschiedlichen Schaltstellen des Energiestoffwechsels Störungen aufweisen. Es gibt Gendefekte, die direkt im Hirn ihre Wirkung entfalten, indem sie das Belohnungssystem beeinträchtigen, sodass wir mehr essen. Aber auch Genveränderungen des Leber- oder Fettstoffwechsels oder Defekte, die unser Sättigungsgefühl beeinträchtigen, können zu Übergewicht führen. Andere Gene beeinflussen die Immunabwehr und weisen auf die wichtige Rolle der Darmbakterien bei der Entstehung der Fettleibigkeit hin. Auch wurden Genvarianten entdeckt, die dafür verantwortlich sind, wo wir Fett ansetzen.

Zudem können einzelne Genveränderungen zu einer Fettleibigkeit führen. Dies ist allerdings relativ selten und trifft nur auf etwa fünf Prozent der adipösen Menschen zu. Als erstes Adipositasgen wurde 1998 das sogenannte MC4R-Gen (Melanocortin-4-Rezeptor) entdeckt. Mutationen in diesem Gen führen dazu, dass der durch Leptin (siehe ab Seite 68) vermittelte Sättigungseffekt ausbleibt, wodurch unverhältnismäßig viel gegessen wird. So wiegen Betroffene durchschnittlich 15 bis 30 Kilogramm mehr im Vergleich zu Familienmitgliedern, die diese Genveränderung nicht tragen.

WIE LÄSST SICH EINE GENETISCHE VERANLAGUNG ERKLÄREN?

Die Hauptursache der genetischen Veranlagung beruht jedoch auf Veränderungen in mehreren Genen und Genvarianten. Im Fachjargon spricht man dann von einer polygenen Ursache. Jede Genveränderung für sich genommen beeinflusst das Gewicht nur unmaßgeblich im Bereich von mehreren hundert Gramm. Haben

Menschen jedoch mehrere unterschiedliche Genvarianten (etwa 100 sind bereits identifiziert), so kann sich deren Auswirkung auf das Gewicht addieren. Je nachdem, wie viele Genvarianten im Erbgut vorkommen, kann der Effekt mächtig ins Gewicht fallen.

Die Zunahme des Übergewichtes in unserer Gesellschaft liegt jedoch nicht in erster Linie an unseren Genen, sondern an den Umwelteinflüssen. Je nachdem, welche Genvarianten vorliegen, hat die Umwelt einen mehr oder weniger großen Einfluss auf das Gewicht. Dies zeigen die norwegischen Forschungsergebnisse der Hunt-Studie (30). Die Wissenschaftler entwickelten aus den genetischen Varianten einen Risikoscore für Adipositas und beobachten die Einwohner der abgelegenen Provinz Trondelag seit 1960. Dabei fanden sie heraus: Die Anzahl der Personen mit einem erhöhten Risikogenscore blieb gleich, jedoch legten diese Menschen im Vergleich zu Menschen mit einem niedrigen Score viel mehr an Gewicht zu. Gleichaltrige Frauen und Männer dieser beiden Gruppen hatten 1960 eine BMI-Differenz von 1,2 kg/m² gezeigt, welche im Jahr 2000 auf 2,09 kg/m² angestiegen war. Bei den 35-jährigen Frauen nahm der Gewichtsunterschied von 1,77 auf 2,58 kg/m² zu. Die Erklärung liefert die »adipogene« Umwelt, die sich im Laufe der Jahre entwickelt hat.

Was versteht man darunter? Damit ist unsere Ernährung mit immer größeren Portionen, höherer Energiedichte der Lebensmittel durch mehr Fett und Zucker, weniger Bewegung im Alltag, nächtliche Lichtverschmutzung sowie psychische Veränderungen gemeint. Grundsätzlich sind wir alle diesen Veränderungen in unserer Gesellschaft ausgesetzt, jedoch hat dies nicht bei allen Menschen die gleichen Auswirkungen. Personen mit entsprechenden genetischen Veranlagungen reagieren sensibler auf diese Umwelteinflüsse und nehmen daher schneller zu.

ZIEL DER ADIPOSITASFORSCHUNG

Die Adipositasforschung arbeitet an der Entwicklung individueller Risikoscores für Übergewicht, um Menschen zu identifizieren, die ein hohes Adipositasrisiko in sich tragen. Auf diese Weise ließe sich auch Therapie und Prävention für jeden einzelnen Menschen gezielter und damit effektiver gestalten. Je nach Genveränderung spricht beispielsweise der eine besser auf ernährungsbedingte Veränderungen und der andere besser auf Bewegung an. An mehr als 300.000 Menschen ist 2019 ein derartiger Risikogenscore identifiziert worden, mit dem man bereits im Alter von acht Jahren vorhersagen kann, ob ein Mensch übergewichtig werden könnte (31). Denn wenn der entsprechend veränderte Genpool vorlag, konnte sich bereits im Alter von acht Jahren ein Gewichtsunterschied von dreieinhalb Kilogramm zu Personen zeigen, die diesen Genpool nicht aufwiesen. Im Alter von 18 Jahren stieg der Gewichtsunterschied bereits auf zwölf Kilogramm an. Erwachsene mit diesem veränderten Genpool wogen im Durchschnitt 15 Kilogramm mehr als Menschen ohne die entsprechenden genetischen Veränderungen. Sie hatten außerdem ein 25-fach höheres Risiko, eine Fettleibigkeit mit einem BMI von über 30 kg/m^2 zu entwickeln.

Eingangs haben wir das erschreckende Ausmaß bereits beschrieben. Die Menschen werden immer dicker, was in Veränderungen des Lebensstils begründet ist. Essen, insbesondere Fertiggerichte und Fast Food, ist überall verfügbar und wird nebenbei verzehrt.

Übergewicht durch Umwelteinflüsse

In der Wissenschaft spricht man von einer »adipogenen« Umwelt, einer Umwelt, die uns dick werden lässt. Aufgrund der erblichen Veranlagung sind einige Menschen empfänglicher für diese dickmachenden Einflüsse und legen daher auch schneller und mehr an

Gewicht zu. Auf Seite 10 konnten Sie bereits anhand der Ergebnisse des Tierversuchs sehen, wie ein Zuviel an fettreicher und überkalorischer Ernährung einen direkten Einfluss auf die Keimzellen der Menschen hat. Diese werden auf Fettleibigkeit programmiert, was dann an die Kinder weitervererbt wird. Beweise hierzu lieferten Forschungsarbeiten aus dem Jahr 2018. Bei einer schwedischen Studie der Universität Stockholm aus dem gleichen Jahr machten Wissenschaftler ähnliche Beobachtungen beim Menschen, sogar über mehrere Generationen hinweg (32). Hierbei waren nicht nur die Kinder, sondern sogar noch die nachfolgende Generation betroffen. Deshalb vermuten die Forscher, dass sich die Keimzellen aus epigenetischen Gründen (sprich, nicht durch Gene, sondern durch die Umwelt) verändert haben. Die Veränderung des Erbmaterials wird auch Methylierung bezeichnet. Sie kann ein An- und Abschalten der Gene zur Folge haben. Diese epigenetischen Veränderungen sind umkehrbar, jedoch werden sie meist an die nächste Generation weitergegeben.

Es gibt Lebensmittel, wie Weizen, die viele Methylgruppen enthalten. Die Vermutung der Wissenschaft: Wenn wir zu viel davon essen, können unsere Gene der Keimbahn dadurch modifiziert werden. Umgekehrt können durch eine bestimmte Ernährung diese Methylgruppen an den Genen der Keimzellen wieder abgetrennt werden: In Tierversuchen konnten Forscher durch die Ernährung beeinflussen, welche Fellfarbe die Nachkommen haben. Dieser epigenetische Effekt blieb bei den Tieren über fünf Generationen erhalten. Ob dies auch für uns gilt, muss noch erforscht werden.

Das Zusammenspiel von Genetik und Umweltfaktoren

Sie sehen daran: Die Ursachen von Übergewicht und Adipositas liegen in der Kombination aus Genetik und Umweltfaktoren begründet. Niemand kann und sollte sich daher einfach zurücklehnen und sich ausschließlich auf seine »schlechten« Erbanlagen berufen. Das Motto »Ich kann ja eh nichts machen« ist außerdem vollkommen falsch. Eine Studie aus England aus dem Jahr 2018 (33) meldet das erfreuliche Ergebnis, dass gerade bei Menschen mit einer erblichen Veranlagung für Übergewicht eine Nahrungsumstellung überdurchschnittlich gute Aussichten auf Erfolg hinsichtlich Gewichtsreduktion hat. Das bedeutet: Je ungünstiger das genetische Risiko, desto mehr Gewicht nahmen die Personen bei einer gesunden Ernährung ab. Wer also das Richtige isst, kann auch bei erhöhtem genetischem Risiko abnehmen und auf Dauer schlank bleiben.

WIE PSYCHE UND GEWICHT ZUSAMMENHÄNGEN

Gehören Sie zu den »emotionalen Essern«? Etwa 30 Prozent der Deutschen sollen dazu neigen. Beim »emotionalen Essen« geht es nicht um körperlichen, sondern um seelischen Hunger. Wenn wir gestresst, frustriert, wütend oder traurig sind, versuchen wir mit Nutellatoasts, Pizza, Muffins oder anderen hochkalorischen Leckereien negative Emotionen abzufedern oder damit gar aus der Welt zu schaffen. Das Essen soll uns dann umgehend Trost spenden und unser gereiztes Nervenkostüm beruhigen – so jedenfalls unsere Empfindung.

STECKT EINE PORTION GLÜCK IM ESSEN?

Ausschlaggebend dafür ist der »Feelgood«-Nervenbotenstoff Serotonin. Wie auch Dopamin oder Endorphine wird Serotonin als »Glückshormon« bezeichnet, das der Körper überwiegend selbst herstellt. Wenn in unserem Körper zu wenig Serotonin vorhanden ist, fühlen wir uns müde, ängstlich, manchmal sogar depressiv, und gehen schneller in die Luft als im Normalzustand. Problematisch: Bei lang anhaltendem Stress ist die Bildung von Serotonin beeinträchtigt und es entsteht ein Serotoninmangel im Gehirn. Damit der Körper überhaupt Serotonin bilden kann, braucht er unter anderem den Nährstoff L-Tryptophan, der in proteinreichen Lebensmitteln wie zum Beispiel Soja, Cashewkernen, Thunfisch, Huhn, Linsen, Eiern, Tomaten, Magerquark und Haferflocken steckt – über die gesundheitlichen Vorteile von Haferflocken werden Sie hier noch öfter lesen. Das Tryptophan, dass wir essen, wird im Darm zu Serotonin umgewandelt. Die Nahrungsmittel, die den Stoff L-Tryptophan liefern, sollten also ab sofort öfter auf Ihren Teller kommen, denn das schafft schon eine gute Nährstoffbasis für Ihre Stimmung.

Wahre Glücklichmacher?
Einige Lebensmittel wie zum Beispiel Kiwis, Ananas, Bananen, Walnusskerne, Kakao und dunkle Schokolade enthalten sogar selbst Serotonin. Das Problem an diesen Lebensmitteln: Sie können die »Blut-Hirn-Schranke« nicht überwinden und sind damit wirkungslos. Allerdings gibt es richtige Serotonin-Kickstarter. Und die sind (Sie ahnen es): Kohlenhydrate, Fett und Zucker. Am besten auch alle drei zusammen, wie in Schokolade, Keksen oder Kuchen enthalten. Gemein, oder? Das Essen, das uns am schnellsten glücklich macht, ist wiederum die schlechteste Kombination für Gewicht und Gesundheit. Der Dreier-Nährstoffkombi werden gleich mehrere Eigenschaften zugesprochen: eine positive Wirkung auf den Serotoninspiegel (kohlenhydratreiche Kost stimuliert die Serotoninbildung im Gehirn), der Energieschub des Zuckers und das Fett, das entspannend auf uns wirkt. Für unser seelisches Wohlbefinden liegt hier eine wahre Verheißung. Oder?

WAS HAT ES MIT DEM ZUCKERMYTHOS AUF SICH?

Ernährungsforscher fanden 2019 innerhalb einer Metaanalyse heraus, dass Zucker weder wach noch glücklich macht (34). Anstelle eines längerfristigen Energieschubs sinkt die Aufmerksamkeit 60 Minuten nach dem Zuckerverzehr und nur 30 Minuten braucht es, bis wir nach dem Biss in etwas Zuckriges zunehmend Müdigkeit empfinden. Süßes hilft also nicht über das Nachmittagstief hinweg, sie wirken sogar kontraproduktiv. Von Eltern zitierte Sätze wie »Die Kinder sind nur so aufgekratzt, weil sie etwas Süßes gegessen haben!« sollten also aus einem anderen Blickwinkel gesehen werden. Die Forscher stellen fest, dass das Zuckerhoch entgegen der weitverbreiteten Ansicht als Mythos zu verbuchen ist.

Aber: Zucker scheint ähnlich wie Drogen auf das Belohnungssystem im Gehirn zu wirken. Und hier kommt ein zweites wichtiges »Glückshormon«, Dopamin, ins Spiel, das im Gehirn selbst erzeugt wird. Die Ausschüttung von Dopamin löst positive Gefühle wie Zufriedenheit und Freude aus, von denen wir alle gerne mehr haben möchten. Die Motivation, das Handeln zu wiederholen, ist also groß. Kommt man diesem Wunsch nach dem Zuckergenuss nicht nach, gibt es allerdings, anders als bei Alkohol, Nikotin oder anderen Drogen, keine körperlichen Entzugserscheinungen. Aber auch wenn Zucker nach medizinischen Kriterien keine wirklichen Suchtfaktoren zugeschrieben werden können, ist es ja nicht von der Hand zu weisen, dass die meisten gerne Nahrungsmittel essen, die Zucker enthalten. Insbesondere die Kombination aus Fett und Zucker scheint eine große Wirkung auf uns zu haben.

Die Kombination von süß und fett

Die Ursache liegt an unserem erlernten Verhalten. Bei bestimmten Anlässen haben wir ein starkes Verlangen nach etwas Süßem, denn wir wissen: Der Schokoriegel schmeckt und nach dem Verzehr fühlt man sich gleich besser. Weiteres Abwägen? Nicht nötig. Wer immer wieder bei Stress zu Süßigkeiten greift, lädt diese mit einer emotionalen Bedeutung auf und diese Gewohnheit verankert sich im Gehirn. Wissenschaftler des Max-Planck-Instituts und der Yale University (35) vermuten aufgrund einer 2018 durchgeführten Studie, dass das Belohnungssystem im Gehirn wegen unserer Entwicklung so extrem auf die Kombination Kohlenhydrate und Fett reagiert – mehr noch als nur auf Fett oder nur auf Kohlenhydrate. Es könnte sein, dass die Muttermilch uns darauf prägt, fett- und kohlenhydratreiche Nahrung als besonders belohnend wahrzunehmen. Der Belohnungssignale scheinen hier stärker zu sein, als das Sättigungsgefühl.

Interessant dazu ist das Ergebnis mehrerer Studien (36): Hierbei wurden Studienteilnehmern Milchshakes angeboten und gleichzeitig deren Dopaminausschüttung im Gehirn gemessen. Dopamin wurde bereits ausgeschüttet, wenn der Milchskake im Mund der Probanten ankam. Und ein weiterer Schub erfolgte, wenn die Nahrung den Magen erreichte. Wenn die Teilnehmer besonders starkes Verlangen nach dem Getränk hatten, wurde zunächst mehr Dopamin ausgeschüttet, im Magen dann jedoch weniger. Dies könnte laut der Forscher der Grund dafür sein, warum so lange weitergegessen wird, bis eine Belohnung erfolgt – das Belohnungssignal scheint stärker zu sein als das Gleichgewichtssignal.

Wie Übergewicht im Gehirn wirkt

Aber nicht nur die Reaktionen im Gehirn beeinflussen das Essverhalten. Auch was wir essen, prägt unser Gehirn. Wissenschaftler haben herausgefunden, dass die Hirnregionen, die das Belohnungssystem betreffen, bei Übergewichtigen und Normalgewichtigen unterschiedlich strukturiert sind, und vermuten, dass es das unterschiedliche Essverhalten sein könnte, das die Veränderungen hervorruft. Derzeit wird aber noch erforscht, ob die Unterschiede aus dem Essverhalten resultieren, ob Gene dafür verantwortlich sind oder ob noch andere Faktoren dazu führen. Bei der Energiegewinnung im Gehirn gibt es nachweisbar einen Unterschied zwischen Menschen mit überhöhtem und normalem Körpergewicht. Eine Studie der Universität zu Lübeck aus dem Jahr 2018 (37) fand heraus, dass bei Übergewichtigen verglichen zu Normalgewichtigen viel weniger Energie aus Glukose ans Gehirn geliefert wird. Sowohl den Normalgewichtigen als auch den Übergewichtigen gaben die Forscher eine Glukoseinfusion und erhöhten so den Blutzuckergehalt und damit die Zuckerzufuhr für die Energiegewinnung im Gehirn. Mit einer Magnetresonanzspektroskopie konnte festgestellt werden, dass bei den normalgewichtigen Personen der Hirnenergiegehalt nach der Glukosegabe sofort anstieg. Bei den adipösen Teilnehmern der Studie zeigte sich keine Veränderung. Erst als die Forscher mittels einer weiteren Infusion den Blutzucker stark erhöhten, zeigte sich auch im Gehirn der Probanden mit Übergewicht eine leichte Steigerung. Dies verdeutlicht, dass bei Übergewichtigen eine Störung der Energiegewinnung im Gehirn vorliegt. Es könnte ebenfalls erklären, warum Übergewichtige kein Sättigungsgefühl empfinden und weiteressen, obwohl sie bereits genug Nahrung aufgenommen haben. Das Gehirn stellt einen Glukosemangel fest und veranlasst, dass mehr Nahrung aufgenommen werden muss. Es agiert dabei als große Steuerungszentrale, die vor allem bei Glukose eine ziemlich selbstsüchtige Position einnimmt, weshalb es als »egoistisches Gehirn« bezeichnet wird. Denn bei einer dauerhaften Anspannung jedweder Art – das bei Stress ausgeschüttete Hormon Cortisol setzt Glukose frei, damit wir mehr

Energie haben – verbraucht unser Hirn bis zu 90 Prozent des täglichen Glukosebedarfs. Das Gehirn bedient sich naturgemäß bei der Energieverteilung stets als Erstes, nur so ist gesichert, dass es auch in schlechten Zeiten die Energie bekommt, die es braucht. Ein schlauer Kniff der Natur, denn: Wenn Glukose im Gehirn knapp wird, droht zum Beispiel Ohnmacht – fatal für den ganzen Organismus. Also hat die Versorgung des Gehirns Priorität vor anderen Organen. Hält die seelische Anspannung länger an, gelangt über das nicht mehr einwandfrei funktionierende »sympathische Nervensystem« (Sympathikus) nur noch ein kleiner Teil des Zuckers ins Gehirn. Viel davon wird stattdessen in Fett- und Muskelgewebe angereichert – auf Dauer ist Übergewicht die Folge.

ALLTAG UND STRESSESSEN

Jeder fünfte Deutsche über 18 Jahren fühlt sich im Alltag gestresst. Also rasen wir unseren Verpflichtungen hinterher und versuchen irgendwie das ganze Pensum des Alltags möglichst gut abzuarbeiten. Und das sieht dann in etwa so aus: Wir hetzen von der Konferenz im Stechschritt zum Lunchmeeting, von dort zum nächsten Termin. Danach rennen wir fix noch in einen Supermarkt, weiter zur Abendverabredung oder zum Sport (das Gewicht! die Gesundheit!). An einem anderen Abend haben wir nur noch das Ziel, regungslos auf der Couch zu liegen – und nicht selten: dort etwas Belohnendes zu essen.

Jeder hat seine eigenen Stresstage und die dazugehörigen Verhaltensweisen. Im besten Fall haben wir gute Strategien entwickelt, solchen immer wiederkehrenden Stresssituationen entgegenzuwirken. Das Essen spielt dabei entweder eine extrem wichtige Rolle – oder eine ganz untergeordnete. Sprich: An solchen Tagen achten wir nicht auf uns, weder auf Entspannungspausen noch auf unsere Ernährung. Der Alltagsstress erhöht unseren Blutzucker-spiegel und drosselt den Stoffwechsel. Unter Stress fällt nicht nur Ärger und Zeitdruck, den wir bei der Arbeit empfinden, auch psy-chischer Stress wie ein Streit mit dem Partner, finanzielle Sorgen oder körperlicher Stress wirken auf unseren Körper ein.

Forscher der University of North Carolina at Chapel Hill sind 2018 innerhalb einer Studie (38) einem Zustand auf den Grund gegan-gen, den wir vermutlich alle kennen: Wer schlimmen Hunger hat und mit negativen Situationen konfrontiert wird, reagiert gereizt, er wird »hangry«, ein Wortspiel aus »hungry« (hungrig) und »an-gry« (sauer). Das geschieht deshalb, weil wir das Hungergefühl als Ärger über Personen oder Situationen fehlinterpretieren. Was hier helfen kann: Einen Schritt zurückzutreten und sich Gedan-ken darüber zu machen, woher die negativen Gefühle tatsächlich kommen. Denn in solchen Situationen vor allem zu Lebensmitteln aus Fett und Zucker zu greifen, reduziert zwar kurzfristig die Aus-schüttung von Stresshormonen. Langfristig gesehen hilft aber nur Stressreduktion.

Mit einem dauerhaft erhöhten Cortisolspiegel nähren wir die Pro-blemzonen, die trotz Sport oftmals schwierig in den Griff zu be-kommen sind. Wenn wir überlegen, was uns wann und wie oft al-les in Aufruhr versetzt, ist es nicht verwunderlich, dass an Hüften, Oberschenkeln und Po hartnäckige Fettdepots sitzen. Auch eine strenge Diät mit all ihren Verboten kann in uns Stress auslösen! Oder wir haben nicht nach Plan gegessen, gar mit Fettigem oder Zuckrigem »gesündigt« – dann verursacht uns auch das schlech-te Gewissen wieder Stress. An diesem Punkt, und das ist für uns absolut nachvollziehbar, haben die meisten überhaupt keine Lust mehr, sich überhaupt noch Gedanken über gesundes Essen zu ma-chen, und essen ungesund weiter wie gewohnt.

Was hilft gegen Stressessen?

Es gibt ein paar Tricks, wie Sie Stressessen vermeiden können – mehr darüber erfahren Sie ab Seite 156. Denn wenn Sie das System, wie unser Gehirn bei der Nahrungsaufnahme die Strippen zieht, verstehen, wird es Ihnen leichter fallen, gesund machende Strategien zu entwickeln. Und dabei häufiger auf Lebensmittel zurückzugreifen, die Ihnen guttun, überwiegend gesund sind und außerdem lecker schmecken. Dabei sind Sie ziemlich gefordert, denn zu Beginn Ihrer Umstellung müssen Sie genau darauf achten, nicht der Macht der Gewohnheit zu verfallen. Dazu gehört es, das eigene Belohnungssystem umzuprogrammieren und schlechte Gewohnheiten gegen sinnvolle Verhaltensweisen auszutauschen. Denn nicht selten verknüpfen wir Essen mit Gewohnheiten und Ritualen. Eine Freundin, die gerade eine medizinische Ausbildung macht, erzählte von folgender Kuriosität: Am 24. Dezember und am 25. Dezember gehen bei den Rettungskräften in ihrer Stadt überproportional viele Anrufe wegen Magen-Darm-Problemen bzw. Gallenkoliken ein. Der Grund? An diesen zwei Weihnachtstagen im Jahr lässt die Mehrheit der Leute beim Essen alle fünfe gerade sein. Jeder isst und trinkt, was er nur kann: Weihnachtsdelikatessen wie Plätzchen, Gänsebraten mit Knödeln, Rotkohl und Sauce, Wein, Weihnachtspunsch und vieles mehr. Der Gedanke dahinter: Es ist Weihnachten und da wird nun mal deftig gegessen. Eingespielte Essgewohnheiten sind tief in uns verankert.

Tut Ihnen eine bestimmte Ernährungsweise nicht gut, lohnt es sich, sich diese einmal mit etwas Abstand anzusehen und bewusst zu machen und aktiv dagegenzusteuern. Das Weihnachtsessen gegen einen Teller Rohkost austauschen? Bestimmt nicht! Aber am Feiertag definitiv mehr Gemüse als Fleisch zu sich zu nehmen und auf den zweiten Teller zu verzichten, könnte ein erster Ansatz sein.

KANN ZU VIEL GEWICHT DIE PSYCHE BELASTEN?

Beim Blick auf uns selbst neigen wir dazu, sehr kritisch zu sein. Darunter kann unser Selbstwertgefühl leiden. Dies gilt nicht nur für Frauen, auch Männer neigen immer mehr dazu, sich über Äußerlichkeiten zu definieren. Wie die Vereinigung der Deutschen Ästhetisch-Plastischen Chirurgen (VDÄPC) im Mai 2019 mitteilte, haben sich die operativen Eingriffe bei Männern verdoppelt. Besonders scheinen die Kilos auf der Waage auf die Seele zu drücken. Eine Studie der dänischen Universität Aarhus aus dem Jahr 2019 konnte nachweisen, dass übergewichtige Menschen häufig unter Depressionen leiden (39). Zehn Kilogramm zu viel auf den Rippen erhöhen demnach das Risiko für eine Depression um 17 Prozent. Doch es müssen nicht gleich Depressionen sein. Für viele sind bereits drei, vier Kilos zu viel auf der Waage belastend. In Zahlen zeigt sich das Leiden unter dem eigenen Körpergewicht im Fettabsaugen, das seit Jahren zu den häufigsten Schönheitsoperationen bei Frauen zählt. Und: Laut der Deutschen Gesellschaft für Ästhetisch-Plastische Chirurgie (DGÄPC) spielen Selfies bei jungen Frauen eine große Rolle bei der eigenen Körperwahrnehmung. So berichten die Experten, dass immer mehr Frauen auch in der Realität so aussehen wollen wie ihr eigenes, mit Filtern und Photoshop bearbeitetes Selbstporträt.

Wie sehr die Wahrnehmung bei Übergewicht variiert, wie ambivalent der Blick auf die Kilos ist, das zeigt auch die Erkenntnis, dass Übergewichtige sich nicht zwingend als übergewichtig definieren. In einer Studie der University of East Anglia fanden Wissenschaftler 2018 heraus (40): Die Übergewichtigen schätzten sich verglichen mit den Jahren zuvor immer öfter als nicht adipös ein, obwohl ihr Gewicht laut BMI deutlich zu hoch war (der BMI lag bei mindestens 25). Eine noch nicht bestätigte These der Forscher ist, dass es möglicherweise einen Zusammenhang mit der Normalisierung von Übergewicht und Adipositas in der Gesellschaft und der Bewegung der »Body Positivity« gibt.

Eine psychologische Studie der University of Liverpool aus dem Jahr 2016 (41) konnte zeigen, wie die Einschätzung des eigenen Gewichts individuell geprägt wird, unter anderem vom direkten Umfeld. Sind die nahestehenden Personen ebenfalls übergewichtig, neigen Betroffene dazu, das eigene Gewicht zu unterschätzen. Dies zeigte sich innerhalb einer Studie an der gleichen Universität ein Jahr später im Jahr 2017 (42): Adipöse Eltern halten ihre übergewichtigen Kinder selbst für dünner, als sie in Wirklichkeit laut Waage sind. Wie zufrieden wir mit dem eigenen Körpergewicht sind und welchen Einfluss es auf unser Selbstwertgefühl ausübt, ist an unterschiedliche Faktoren gebunden. Mittlerweile wird auch der Wunsch nach einer »Body Neutrality« laut. Dem Aussehen soll demnach eine weniger große Rolle zukommen, während mehr Fokus auf unsere inneren Werte gelegt werden soll. Das ist im Hinblick auf den Selbstoptimierungswahn durchaus überlegenswert.

Eine enge Freundin von mir (Julie) kam im Hochsommer mit ihren Kindern ein paar Tage zu Besuch nach München. Es war brüllend heiß und Besuche im Schwimmbad oder See die für mich naheliegende Erlösung. Was die Freundin nicht mitgenommen hatte, waren Badesachen – wohl für die Kinder, nicht aber für sich. Auf meine Frage hin, ob wir einen Badeanzug kaufen sollten, verneinte sie. Da sie in letzter Zeit mehrere Kilos zugenommen habe, befand sie sich in ihrem »Zustand« nicht geeignet für einen Tag im Badezeug. Nach dem Besuch im Freibad revidierte sie ihre Meinung und sagte, sie wüsste gar nicht, wie sie auf die Idee gekommen sei – die Männer und Frauen dort sahen alle normal aus und gar nicht perfekt.

133

Dies ist ein gutes Beispiel, wie ein negatives Selbstbild sich im Kopf manifestiert und bis in den Alltag und auf soziale Strukturen hinein Auswirkungen hat. Es zeigt aber auch, dass man dieses durch Achtsamkeit und Bewusstheit wieder zurechtrücken kann.

NUR EINE DIÄT – ODER SCHON EINE ESSSTÖRUNG?

Für manche Frauen allerdings nimmt die Beschäftigung mit dem eigenen Körper weitreichende Ausmaße an. Umfragen ergaben, dass in Deutschland in den letzten Jahren Essstörungen wie Bulimie und Anorexie deutlich zugenommen haben. In den offiziellen Zahlen nicht mit eingerechnet: die sicherlich nicht unerhebliche Dunkelziffer. Auch können Essstörungen nicht immer sofort diagnostiziert werden. Bei der »Binge-Eating-Störung«, den extremen Essanfällen, erhalten schätzungsweise nur 40 Prozent der Patienten eine Therapie, da die starke Gewichtszunahme nicht zwangsläufig den Essattacken zugeordnet wird. Betroffen von Essstörungen sind Männer und Frauen, egal ob jung oder älteren Semesters. Eine traurige Entwicklung ist, dass immer mehr auch jüngere Kinder, also zwischen 10 und 13 Jahren, unter beispielsweise Magersucht leiden. Normalerweise tritt Magersucht vorwiegend im Teenageralter zwischen 15 und 19 Jahren und vor allem bei Mädchen auf. Ein erstes Warnzeichen für Magersucht bei Kindern kann sein, dass sie plötzlich komplett auf Süßigkeiten verzichten, auch nicht an den gemeinsamen Mahlzeiten teilnehmen möchten oder exzessiv Sport treiben. Fragen Sie bei Verdacht Ihren Kinderarzt um Rat.

Was kann eine Essstörung auslösen?

Es gibt eine Vielzahl von Faktoren, die eine Essstörung hervorrufen können. Auslöser können traumatische Erlebnisse in der Kindheit sein, ein mangelndes Selbstwertgefühl oder auch hormonelle oder genetische Faktoren. In der Regel ist es aber selten ein Faktor, der eine Essstörung entstehen lässt. Meistens treffen mehrere Ursachen aufeinander. Zum Beispiel ist das Risiko, an Magersucht zu erkranken, bei Mädchen in der Pubertät erhöht. Ständiges Diäthalten und Übergewicht in der Familie können ebenfalls zwei Faktoren sein, die eine Essstörung begünstigen.

Ein leider allzu bekanntes Phänomen: Für viele junge Frauen sind zudem die sehr schlanken Schönheitsideale problematisch, wie eine Studie des Internationalen Zentralinstituts für Jugend- und Bildungsfernsehen (IZI) nachgewiesen hat (43). Model- oder Castingshows bei Heranwachsenden können die Unzufriedenheit mit ihrem Körper verstärken, selbst wenn sie objektiv als normalgewichtig gelten.

Welche Formen von Essstörungen gibt es?

Kategorisiert werden Essstörungen in drei Grundformen: Magersucht, Bulimie und Binge-Eating-Störung. Zur Verdeutlichung: Wir reden hier nicht von der Familienpackung Kekse oder Chips, die an manchen Abenden gefuttert werden, weil sie einfach zu lecker sind. Das englische Wort »binge« meint Gelage, bei »Binge Eating« geht es um das exzessive Essen von großen Mengen. Diese werden meist alleine oder heimlich gegessen und sind völlig unabhängig vom Hungergefühl.

In einer groß angelegten Genstudie der University North Carolina at Chapel Hill und des King Colleges in London, die 2019 in der Fachzeitschrift »Nature Genetics« veröffentlicht wurde, wurde ein Zusammenhang zwischen Magersucht und bestimmten Stoffwechselkrankheiten festgestellt (44). Magersucht hat demnach nicht immer nur eine psychische Ursache, sondern soll ebenso durch den Stoffwechsel mitbedingt werden. Ein gestörter Stoffwechsel wurde bislang als Folge des Hungerns gesehen und nicht als möglicher Beitrag zur Entwicklung der Krankheit.

Weitere bahnbrechende Studienergebnisse zum Thema Essstörungen lieferte ebenfalls im Jahr 2019 ein Team von dänischen und amerikanischen Wissenschaftlern (45). Auch das Immunsystem, das bei einigen anderen psychischen Leiden eine Rolle spielen soll, könnte ein relevanter auslösender Faktor für die Essstörung sein. Besonders die zeitliche Verknüpfung zwischen einer vorangegangenen Infektion und der einige Monate später auftretenden Essstörung interpretieren die Forscher als einen Hinweis auf einen Zusammenhang der Erkrankungen.

Ein relativ neues Phänomen ist »Orthorexia nervosa« – die Fixierung auf gesunde Lebensmittel in einem krankhaften Maße. Auf Seite 20 haben wir schon darüber berichtet. Anders als bei der Magersucht konzentriert sich beim orthorektischen Ernährungsverhalten alles auf die hohe Qualität (»gesund«, »unbehandelt«, »bio« usw.) der Lebensmittel anstatt auf die Quantität, was zu extrem einseitigen Ernährungsregeln führt. Auch können dadurch Mangelerscheinungen auftreten. Die Grenzen zu einer normalen gesunden Ernährung sind fließend – und sollte daher gut beobachtet werden.

Wie ist eine Essstörung feststellbar?

»Mache ich eine Diät oder bin ich essgestört?« Diese Frage können nur Fachleute, also Ärzte oder Psychotherapeuten, beantworten. Wer den Schritt zum Experten scheut, kann zunächst anonym Beratungsstellen aufsuchen (auch telefonische Beratung oder Onlineberatungen sind möglich). Viele Informationen hierzu findet man auf der Website der Bundeszentrale für gesundheitliche Aufklärung (BZgA). Ein erster Schritt ist es, sich eigene merkwürdige Verhaltensweisen beim Essen selbst einzugestehen. Wie zum Beispiel: Gehen Sie nicht mit zum Dinner mit Freunden, weil Sie keine Lust haben oder weil Sie nichts mehr am Abend essen wollen? Denn auch bei falschen Essgewohnheiten entwickeln sich manchmal Süchte. Und es ist sehr schwer, von einer Sucht wegzukommen, wenn es sich um etwas Alltägliches handelt wie Essen.

Ein gutes Ernährungs- und Gesundheits-Know-how ist wichtig. Dabei sollte aber auch der Spaß am Leben und der Genuss nicht zu kurz kommen. Wie Sie konkret ein gesundes und freudvolles Leben angehen können, zeigen wir Ihnen mit dem »Tag für Tag leichter«-Prinzip und den Schlank-Stellschrauben.

Das »Tag für Tag leichter«-Prinzip

» Mit den ersten beiden Kapiteln haben wir die Grundlagen für ein gesundes Gewichtsmanagement geschaffen. Nun erfahren Sie alles über die wichtigsten ersten Schritte für eine erfolgreiche Ernährungsumstellung. Wir erläutern Ihnen die entscheidenden Aspekte zu Intervallfasten und intuitivem Essen. Auch finden Sie hier Tipps für den Umgang mit Heißhunger und wie Sie sich durch Schlaf und Bewegung beim Abnehmen unterstützen. Für Schwangerschaft und Stillzeit sowie Wechseljahr- und Regelbeschwerden erhalten Sie gezielte Ernährungsempfehlungen, um auch in diesen Phasen gesund zu bleiben und auf Ihr Gewicht zu achten. Am Ende haben wir für Sie die 15 goldenen »Tag für Tag leichter«-Regeln zusammengefasst, mit denen Sie Ihr Leben tagtäglich auf schlank programmieren.

DIE SCHLANK-STELLSCHRAUBEN

In Kapitel 1 und Kapitel 2 haben wir Ihnen die wichtigsten Fakten über gesunde Ernährung präsentiert. Aus den neuesten wissenschaftlichen Erkenntnissen haben wir für Sie die wichtigsten Ernährungs- und Abnehmstrategien herausgefiltert, die wir Ihnen nun vorstellen möchten. Wenn Sie Gewicht verlieren möchten, so werden Sie nun erfahren, an welchen »Schlank-Stellschrauben« Sie drehen können. Auch wenn Sie Normalgewicht haben und möglicherweise zu den TOFIs, den »Dünnen Dicken« gehören (siehe Seite 27), finden Sie hier wertvolle Tipps, wie Sie Ihr Essverhalten ab sofort gesünder gestalten können. Das »Tag für Tag leichter«-Prinzip zielt darauf ab, nachhaltig abzunehmen und das Gewicht auf Dauer halten zu können.

Uns ist dabei wichtig: Sehen Sie das Prinzip als einen Baukasten an und suchen Sie sich aus dem Plan die Tipps aus, die Sie gut finden und die für Sie passen. Wenn Sie noch nicht viel Erfahrung in Ernährungsfragen haben, fangen Sie am besten mit ein bis zwei Aspekten an. Es ist besser, mit kleinen Schritten zu beginnen, als sich mit einer Komplettumstellung zu überfordern. Und manchmal reicht es auch schon, ein oder zwei Verhaltensweisen bei der Ernährung zu verändern, um abzunehmen bzw. nicht zuzunehmen. Aus diesem Grund stellen wir Ihnen zunächst die wichtigsten »Zutaten« für ein gesundes Gewichtsmanagement vor. Dann folgt eine Vielzahl an Empfehlungen und Tipps, die Sie für sich nutzen können. Mit den 15 »Tag für Tag leichter«-Regeln am Ende des Buchs haben Sie alle wichtigen Aspekte auf einen Blick.

EIN STUPSER IN DIE RICHTIGE RICHTUNG

Uns gefällt der Begriff »Nudging« (englisch für »anstupsen« oder »anstoßen«) aus der Verhaltensökonomie ausgesprochen gut. Er bedeutet, jemanden in eine bestimmte Richtung zu stupsen – wohlgemerkt, nicht zu zerren. Beim Thema Ernährung basiert dieser Schubser auf Wissen, das der Startschuss für den Richtungswechsel sein soll – weg von schlechten Essgewohnheiten, hin zu einer gesünderen Ernährungsweise. Keine Verbote oder strikte Anweisungen, sondern ganz konkrete Hinweise, bewusst darauf zu achten, was wir genau essen und was uns bekommt – und welche Lebensmittel und Maßnahmen am geeignetsten für uns sind.

ZEHN SCHRITTE ZUM ERFOLGREICHEN GEWICHTSMANAGEMENT

Ihren Abnehmwunsch tragen Sie möglicherweise schon länger mit sich herum oder Sie haben sogar schon den einen oder anderen Versuch unternommen. Trotz aller guten Vorsätze geht der Zeiger der Waage weiter nach oben und Sie sind zu einer typischen »Jo-Jo-Spielerin« geworden. Das sollte jedem von uns ganz bewusst sein: Die richtige Ernährung ist ein lebenslanges Projekt. Sie müssen auf Dauer zu einem gesunden Lebensstil mit den optimalen »Zutaten« finden. Das bedeutet auf gar keinen Fall ewige Abstinenz von Dingen, die Sie gerne mögen und von denen Sie wissen, dass sie viele Kalorien haben. Der Genuss und auch hin und wieder eine Schlemmerei gehören beim Essen dazu – Sie müssen sich dies nur klarmachen und einen entsprechenden Ausgleich schaffen. Wie starten Sie konkret in ein schlankes und gesundes Leben?

SCHRITT 1: SICH SELBST BEOBACHTEN

»Wann, wo und warum esse ich?« Diese Fragen sollten Sie sich zu Beginn unbedingt stellen und auch ehrlich beantworten. Dies bildet die Grundlage für eine langfristige Änderung Ihres Essverhaltens. Wie Sie diese am besten beantworten? Kaufen Sie sich das schönste Notizbuch im ganzen Schreibwarenladen. Dieses wird im Laufe des Abnehmprozesses Ihr ständiger Begleiter sein. Notieren Sie sich zunächst eine Woche lang, was Sie wann und warum zu sich nehmen. Schnell werden Sie den ungünstigen Verhaltensweisen auf die Schliche kommen.

Eine weitere charmante Möglichkeit für uns visuell geprägte Menschen ist diese hier: Fotografieren Sie jeden Tag Ihr Essen mit dem Mobiltelefon ab – und zwar nur für sich, sondern nicht für #foodporn. Sie sollten dies mindestens eine Woche lang tun, denn die meisten von uns essen unter der Woche anders als am Wochenende. Ziel dieser Übung ist es, ehrlich zu reflektieren, was Sie essen und wann Sie überwiegend zu ungesunden Dingen gegriffen haben.

Sie wissen bereits: Die Gründe für das Essen sind vielfältig. Denn spätestens nach dem Abstillen von der Mutterbrust beginnt für jeden von uns ein Lernprozess, der das individuelle Essverhalten durch äußere Reize prägt. Bestimmte Gewohnheiten stellen sich im Laufe der Zeit ein. Das Essverhalten unserer Eltern und unserer Umgebung haben einen großen Einfluss darauf, was, wann und warum wir essen.

Es gab Zeiten, als ich (Marion) nach dem Kauf der Kinokarte nicht am Popcornstand vorbeikam. Sobald ich auf das Billet blickte und mir dann noch der Geruch von süßem Popcorn in die Nase stieg, lief mir das Wasser im Mund zusammen – eben genau wie bei dem berühmten Pawlowschen Hund. Sie erinnern sich? Der Nobelpreisträger läutete beim Füttern des Hundes mit der Glocke. Die Verknüpfung der beiden Reize (Glockenläuten und Futter) erfolgte, sodass nach erfolgreicher Konditionierung beim alleinigen Läuten der Glocke der Speichel des Hundes zu fließen begann.

Langeweile, Stress oder verlockende Gerüche können uns auch zum Essen verführen – diese Gegebenheiten gilt es aufzudecken. Denn erst wenn diese Faktoren klar sind, können Sie hier gezielt ansetzen und Ihr Verhalten verbessern. Gründe für »emotionales Essen« können zum Beispiel sein:

» Wenn Sie sich traurig, wütend oder ängstlich fühlen
» Wenn Sie sich langweilen
» Wenn Sie eigentlich etwas Wichtiges erledigen müssen
» Wenn Essen gerade da ist und aufgegessen werden muss
» Wenn Sie viel Stress haben und sich belohnen möchten
» Wenn Sie sich ablenken wollen
» Wenn Sie sich abgelehnt oder unsicher fühlen

Die selbstkritische Analyse ist aufwendig, aber auch sehr effektiv. Diese Erkenntnisse sind für Ihren erfolgreichen Start in ein schlankes Leben grundlegend. Aus der Lernpsychologie ist bekannt, dass man etwa zehn Prozent von dem behält was man liest und 50 Prozent von dem, was man hört und sieht. Jedoch verinnerlichen wir 70 Prozent von dem, was wir selbst sagen, und sogar 90 Prozent von dem, was wir selbst tun. Seien Sie also tatkräftig und schauen Sie sich Ihr Verhalten genau an.

SCHRITT 2: DIE RICHTIGEN NÄHRSTOFFE AUSWÄHLEN

Im zweiten Buchteil haben Sie das wichtigste Know-how zum Thema Nährstoffe erhalten, unterstützt durch brandaktuelle Studien. Die meisten von Ihnen wissen, dass laut der Deutschen Gesellschaft für Ernährung (DGE) ein gesunder Teller zu 15 bis 20 Prozent aus Eiweißen, zu 50 bis 55 Prozent aus Kohlenhydraten und zu 30 Prozent aus Fetten bestehen soll. Dabei sollten wir 30 Gramm Ballaststoffe pro Tag und nicht mehr als 50 Gramm freien Zucker zu uns nehmen. Jedoch nicht während der ersten beiden Wochen Ihrer Ernährungsumstellung. Hier sollten Sie auf schnell verfügbare Kohlenhydrate in Form von zuckerhaltigen Lebensmitteln und Getränken, Fertiggerichten und Weißmehlprodukten komplett verzichten. So kann sich Ihr Blutzuckerspiegel beruhigen und Sie umgehen Heißhungerattacken, die insbesondere zu Beginn Ihres veränderten Essverhaltens auftreten können. Da Heißhunger vor allem eine psychische Komponente mit sich bringt, geben wir spezielle Tipps zur Bekämpfung ab Seite 156.

Damit ein Gericht richtig satt macht, sollte es etwa 20 Gramm Eiweiß enthalten. Die Faustregel kennen Sie schon: Die empfohlene Proteinzufuhr pro Tag liegt bei 0,8 Gramm pro Kilogramm Körpergewicht für Erwachsene. Das entspricht in etwa 56 bis 67 Gramm Eiweiß pro Tag für normalgewichtige Menschen. Ein Beispiel für eine ausreichende Eiweißzufuhr finden Sie auf Seite 49. Für bestimmte hormonelle Phasen gelten besondere Regeln (siehe Abschnitt zu den Wechseljahren, ab Seite 201).

Bei Fett gilt: Diejenigen Fette einsparen und reduzieren, die für unseren Körper eher ungünstig sind. Dies sind in erster Linie gesättigte Fettsäuren und sogenannte transformierte ungesättigte Fettsäuren (Transfette). Diese finden sich besonders in tierischen Lebensmitteln wie Fleisch- und Wurstwaren, Butter und Sahne, aber auch in Kokosfett, Palmöl und Kakaobutter (Schokolade). Sie kommen auch in Frittierfetten und industriell hergestellten Back- und Süßwaren vor. Bei Zwieback und Blätterteiggebäck, aber auch bei Frühstücksflocken und manchen Früchtechips lohnt sich deshalb der Blick auf die Nährwertangaben. Hier stellen Sie mitunter einen hohen Anteil an Transfetten fest. Meiden sollten Sie grundsätzlich alle Fette, die im erkalteten Zustand hart und weiß sind, da es sich um ungesättigte Fettsäuren handelt. Bauen Sie stattdessen essentielle, mehrfach ungesättigte Fettsäuren wie Omega-3- und Omega-6-Fettsäuren bewusst in den Speiseplan ein. Natürlicherweise kommen sie in fetten Fischen (Lachs, Makrele, Hering) und Pflanzenölen (Raps-, Walnuss- und Sojaöl) vor.

Fette pflanzlicher Herkunft sind mit Ausnahme von Kokos- und Palmfett gesünder. Avocados und Nusskerne enthalten viele ungesättigte Fettsäuren, Mineralstoffe und Vitamine. Zum Braten eignet sich besonders Rapsöl, weil es einen hohen Rauchpunkt hat. Für Salate und andere kalte Speisen sind neben Rapsöl auch Lein- oder Sojaöl wegen des hohen Omega-3-Fettsäure-Anteils zu empfehlen.

Den Überblick behalten

Das erscheint Ihnen alles viel Aufwand? Insbesondere für Neulinge sind Food-Apps geeignet (siehe Seite 34). Sie liefern ein digitales Ernährungstagebuch. Die Eingabe der Mahlzeiten ist einfach: Mit einer Stichwortsuche findet sich meist jedes Lebensmittel oder Sie können über Barcodes auf den Lebensmittelverpackungen das Essen eingeben. Die meisten Apps können Sie mit Bewegungstrackern oder Gesundheits-Apps verbinden, sodass der tägliche Kalorienverbrauch durch Bewegung mit berücksichtigt wird.

Meinem Bruder (Marion) habe ich eine Food-App zur Gewichtskontrolle empfohlen. Innerhalb von zehn Wochen hatte er nur durch tägliche Nutzung der App fünf Kilogramm an Gewicht verloren. Dank Kontrolle durch die App sehr wohl überlegt, ob er abends noch ein zweites Bierchen trinkt oder ob er es besser sein lässt. Umgekehrt freut er sich auf ein paar seiner geliebten Kartoffelchips, die er abends hin und wieder genussvoll nascht, wenn er tagsüber reichlich Kalorien eingespart oder eine Radtour unternommen hat.

145

Eine Forsa-Umfrage im Auftrag der Kaufmännischen Kranken-kasse mit mehr als 1.000 Personen bestätigt dies. Zwei Drittel aller Personen im Alter zwischen 18 und 50 Jahren gaben an, Lifestyle-Apps zu nutzen und dank ihnen ihr Gesundheitsverhalten verändert zu haben. Ganze 85 Prozent der Befragten schafften es, mehr Bewegung in ihren Alltag zu integrieren. Vor allem sprechen Männer auf die »digitale Diätpille« sehr gut an: 42 Prozent der Männer achteten mit ihr auf eine ausgewogene Ernährung und 26 Prozent aßen seit der Nutzung weniger. Auch jede dritte Frau führte dank App eine Ernährungsumstellung durch; bei 13 Prozent kam seitdem weniger auf den Teller. Auch auf den Schlaf hatten Apps positive Auswirkungen: 30 Prozent gestanden sich mehr Ruhephasen zu – unabhängig vom Geschlecht.

Wie viel wiegen Lebensmittel eigentlich?

Dies klingt zunächst banal, aber oftmals ist uns gar nicht richtig bewusst, wie viel ein Lebensmittel tatsächlich auf die Waage bringt. Schätzen Sie doch einmal, wie viel eine mittelgroße Banane oder eine Handvoll Nusskerne wiegen und legen Sie die Nahrungsmittel auf die Küchenwaage. So lernen Sie ganz nebenbei beim Kochen, Lebensmittel richtig einzuschätzen.

Eine weitere Möglichkeit besteht darin, auf das Angebot vieler Krankenkassen für Ernährungsberatungen zurückzugreifen. Dies ist besonders ratsam, wenn Sie höheres Übergewicht aufweisen. Die Beratungen werden von den Krankenkassen anteilig (meist zu 80 Prozent) bezahlt. Sie erhalten eine professionelle Begleitung in der Erstellung und Bewertung dessen, was Sie essen, und Hilfestellungen, was für Sie gemäß Ihren Vorlieben am besten und leichtesten umsetzbar ist. Derartige Angebote gibt es als Einzel- oder Gruppengespräche – ganz nach Ihrem Geschmack.

SCHRITT 3: NEHMEN SIE GETRÄNKE UNTER DIE LUPE

Limonaden, Eistees, Softdrinks, Säfte und Energiedrinks fallen unter obiges Zuckerverbot. Nutzen Sie die Sättigung durch Wasser: Trinken Sie bei Heißhunger oder als festes Ritual vor dem Essen ein Glas Wasser. Morgens kann es abgekocht und warm sein – eine ayurvedische Empfehlung, um die Verdauung anzuregen. Ein Erwachsener sollte etwa eineinhalb Liter Wasser pro Tag trinken. An heißen Tagen, nach intensivem Sport oder generell bei Erkrankungen kann die empfohlene Menge auch höher liegen.

Trinkwasser aus der Leitung ist hierzulande eine günstige Wahl, zudem ist es jederzeit frisch verfügbar. Die Trinkwasserqualität in Deutschland ist vielerorts hervorragend. Dennoch gibt es einige Einschränkungen, die Sie kennen sollten.

Wie gesund ist unser Trinkwasser?

In Deutschland gibt es die Trinkwasserverordnung, die Grenzwerte festlegt. Deshalb ist unser Trinkwasser meist unbedenklich. Jedoch gibt es Substanzen, die manchmal im Trinkwasser vorhanden sein und nachweislich die Gesundheit schädigen können. Der Grenzwert für Arsen liegt beispielsweise bei zehn Mikrogramm pro Liter. Lebensmitteltoxikologen haben berechnet, dass hierdurch mehr Krebsfälle beim Menschen auftreten können und fordern einen niedrigeren Grenzwert von einem Mikrogramm pro Liter.

Ein weiteres Beispiel ist Nitrat, das durch Düngung in der Landwirtschaft in deutsche Böden gelangt: Dieses verändert das Hämoglobin im Blut, sodass es zu Sauerstoffmangel im Körper kommt. In unserem Trinkwasser sind 50 Milligramm pro Liter erlaubt, jedoch sieht man bei Blutuntersuchungen bereits ab einem Wert von 25 Milligramm pro Liter Effekte auf das Hämoglobin. Besonders auf Säuglinge, Kleinkinder und kranke oder ältere Menschen kann dies Auswirkungen haben. Da vielerorts in Deutschland die Nitratwerte im Trinkwasser erhöht sind, hat der Europäische Gerichtshof Deutschland 2018 wegen Verletzung der EU-Nitratrichtlinie verurteilt.

Bei beidem hilft kein Abkochen oder Filtern des Wassers. Daher sollten Sie sich bei Ihrem zuständigen Wasserwerk erkundigen, wie hoch die Schadstoffbelastung Ihres Trinkwassers ist oder eine Trinkwasserprobe einschicken. Eine andere Möglichkeit ist, regionales Wasser aus Glasflaschen zu kaufen.

Und was ist mit Milch und Kaffee?

Reis-, Mandel-, Hafer- oder Sojamilch sind in Sachen Kalorienmenge eine gute Wahl, denn sie enthalten mehr Wasseranteile und sind weniger reichhaltig als Vollmilch (ein Glas Milch enthält 83 bis 149 Kilokalorien). Wenn Sie Milch bevorzugen, dann ist Weide- oder Heumilch in Bioqualität zu empfehlen, da diese Milch hochwertiger ist sowie eine bessere Fettqualität und einen höheren Vitamingehalt aufweist. Ungesüßter Kaffee zählt, wie grüner und schwarzer Tee, als Flüssigkeitslieferant und entzieht dem Körper kein Wasser. Vier bis fünf Tassen sind laut der Deutschen Gesellschaft für Ernährung (DGE) unbedenklich. Die köstliche, aber kalorienärmere Variante zu Cappuccino ist Espresso bzw. Espresso Macchiato.

SCHRITT 4: IHR MOTIV FINDEN

Nun geht es darum, die Gründe fürs Abnehmen festzuhalten. Möchten Sie beispielsweise Gewicht verlieren, weil:

» Ihre Gelenke schmerzen und Sie kurzatmig sind?
» Ihr Blutdruck erhöht ist?

» Sie wegen Ihres Übergewichts einen unerfüllten Kinderwunsch haben?

» Ihr Lieblingskleid nicht mehr passt?

» Sie sich in wieder wohler in Ihrer Haut fühlen möchten?

» Sie fitter werden wollen?

Es gibt viele mögliche Aspekte: Schreiben Sie alle für sich in Ihrem Notizbuch auf. Sie sind für Sie eine wichtige Motivationshilfe – insbesondere dann, wenn Sie einen Durchhänger haben sollten.

SCHRITT 5: EINEN CHECK-UP MACHEN

Der nächste Punkt ist Ihr Gesundheits-Check-up. Waage und Maßband kommen kurzfristig zum Einsatz, um Ihre Ausgangswerte festzustellen und diese richtig einzuordnen (siehe ab Seite 25). Gewicht und Taillenumfang sind ab sofort Ihre Verbündeten, die Sie in ein schlankeres Leben begleiten. Ihre Waage sollten Sie einmal in der Woche besuchen – am besten immer unter den gleichen Bedingungen am gleichen Tag und zur gleichen Zeit. Die Ergebnisse notieren Sie in Ihr Notizbuch, dann haben Sie Ihre Entwicklung dokumentiert.

Sehr empfehlenswert ist die auf Seite 26 angesprochene BIA-Messung, da Sie dabei auch Ihre Fett- und Muskelverteilung in Erfahrung bringen und darüber hinaus, ob Sie zu den sogenannten »Dünnen Dicken« (TOFIs) gehören. Sie erhalten zudem im Vergleich zur einfachen Formelberechnung genaue Informationen darüber, wie hoch Ihr Grundumsatz ist.

Eine ärztliche Konsultation ist in jedem Fall zu empfehlen, bevor Sie mit unserem Abnehmprogramm starten. Lassen Sie beim Hausarzt Ihre Laborwerte (Blutfette, Blutzucker, Leber- und Entzündungswerte, Hormone) bestimmen und Ihren Blutdruck

149

testen. Die Werte schreiben Sie ebenfalls in Ihr Notizbuch. Bei Verdacht auf Übergewicht aufgrund von Hormonstörungen empfehlen wir weitere Untersuchungen (siehe Seite 189). Insbesondere wenn Sie regelmäßig Medikamente einnehmen müssen, sollten Sie vorab mit Ihrem Arzt sprechen. Denn diese können Ursache für eine Gewichtzunahme sein und es gibt möglicherweise Alternativen, auf die Sie zurückgreifen können. Beim Arztbesuch kann außerdem geklärt werden, ob das bestehende Übergewicht schon gesundheitliche Auswirkungen hat oder umgekehrt, ob die Ursachen des Übergewichts in einer gesundheitlichen Störung begründet liegen.

SCHRITT 6: IHR ZIEL DEFINIEREN

Wie viele Kilos sollen denn herunter? Und in welcher Zeit möchten Sie Ihr Zielgewicht erreichen? Hier ist es wichtig, dass Sie sich realistische Ziele setzen. Alles andere führt zu Frustration und einem Jo-Jo-Effekt. Machbar und in Eigenregie gut umsetzbar ist ein Gewichtsverlust von fünf bis zehn Prozent des Körpergewichtes in einem halben Jahr oder einem Kilo innerhalb von zwei Wochen. Dies können Sie gut bewerkstelligen, wenn Sie nach der Berechnung Ihres aktuellen persönlichen Kalorienverbrauchs Ihre Tagesmahlzeiten insgesamt um etwa 500 Kilokalorien reduzieren oder durch mehr Bewegung zusätzlich verbrennen. Damit sparen Sie in zwei Wochen 7.000 Kilokalorien, was einem Kilogramm Fett entspricht.

Ihre zugeführte Energiemenge ist dann immer noch so hoch, dass Sie ausreichend mit allen Nährstoffen und Vitaminen versorgt sind. Zudem werden Sie gut satt und essen vor allem auch genügend Eiweiß, damit Sie keine Muskelmasse verlieren und Ihr Stoffwechsel in Schwung bleibt. Wenn Letzteres nicht gegeben ist, sinkt der Grundumsatz und der Jo-Jo-Effekt ist vorprogrammiert. Deshalb ist Bewegung eine so wichtige Stellschraube für eine gesunde Gewichtsabnahme. Tipps dazu finden Sie ab Seite 186.

SCHRITT 7: FINDEN SIE VERBÜNDETE

Auf dem Weg in ein gesundes Leben brauchen Sie Verbündete und Unterstützer an Ihrer Seite. Dies kann Ihr Partner sein, der vielleicht auch abnehmen oder sich zumindest gesünder ernähren will, oder gleich die gesamte Familie. Auch Ihre beste Freundin ist dafür ideal. Was in jedem Fall gilt: Sie können sich austauschen, zusammen zum Sport gehen oder sich in Durchhängerphasen gegenseitig motivieren. Wenn Sie gern in einer Gruppe sind, können Sie sich im Internet auf die Suche nach geeigneten Beratungsangeboten machen.

Wenn Sie mehr als fünf bis zehn Kilogramm abnehmen möchten bzw. aus gesundheitlichen Gründen müssen, sollten Sie sich in jedem Fall professionelle Unterstützung holen. Professionelle Teams bestehend aus Ernährungsmedizinern, Ernährungsberatern, Psychologen und Sporttherapeuten setzen an den gleichen Hebeln an: Gesunde ausgewogene Ernährung, Änderung des Lebensstils und mehr Bewegung. Das Programm ist dabei immer individuell auf die einzelnen Personen zugeschnitten und es finden auch Schulungen und Trainings beispielsweise in der Gruppe statt. Für ein solches Programm müssen Sie sich Zeit lassen und mindestens sechs Monate investieren.

SCHRITT 8: BELOHNEN SIE SICH

Teilen Sie Ihren Abnehmprozess in Etappen ein und halten Sie die Stationen in Ihrem Notizbuch fest. Lassen Sie sich dabei nicht entmutigen, wenn Sie feststellen, dass Sie Ihr Etappenziel nicht erreicht haben. Wie Sie wissen, unterliegt unser Gewicht Schwankungen, die das Ergebnis auf der Waage verfälschen können.

Wenn Sie einen dieser Meilensteine erreicht haben, feiern Sie Ihren Etappensieg und belohnen Sie sich! Dies kann ein Wellnesstag mit Partner oder Freundin oder ein neues Kleidungsstück sein – was auch immer Ihnen guttut und Sie sich vielleicht nicht oft gönnen. Halten Sie dabei Ihr Ziel weiterhin fest im Blick. Stellen Sie sich mit Ihrem neuen Wohlfühlgewicht vor. Die inneren Bilder, die Sie von sich skizzieren, sind ein zusätzlicher Motivator. Überlegen Sie sich etwas ganz Besonderes, wenn Sie Ihr Zielgewicht erreicht haben – dann kann es auch ein Wochenendtrip nach Paris oder ein Tangokurs sein. Seien Sie gut zu sich selbst.

SCHRITT 9: SCHMIEDEN SIE EINEN PLAN

Damit sich Ihr Einstieg so einfach wie möglich gestaltet: Stellen Sie sich in Eigenregie einen gesunden Ernährungsplan zusammen. Suchen Sie sich in unserem »Tag für Tag leichter«-Kochbuch aus der Vielzahl an Vorschlägen für gesunde Gerichte die aus, die Ihnen am reizvollsten erscheinen. Sinnvoll ist es, dass Sie sich die passenden Gerichte für die ersten beiden Wochen auswählen. Wir haben uns zudem überlegt, wie sich Lieblingsgerichte wie Pizza, Spaghetti und Co. so abwandeln lassen, dass Sie zu Ihrer neuen Ernährungsweise passen.

SCHRITT 10: SORTIEREN SIE AUS

Unterziehen Sie zuletzt auch Ihren Kühlschrank sowie Ihre Küchenschränken einem genauen Check. Welche Lebensmittel finden Sie vor? Welche Lebensmittel sollten ab sofort öfter in Ihren Einkaufskorb? Und welche Lebensmittel sortieren Sie lieber aus bzw. ersetzen sie durch gesunde?

Gemüse: Die Gemüseschublade im Kühlschrank ist nicht umsonst das größte Fach. Füllen Sie sie randvoll mit Gemüse und Obst. Gewöhnen Sie sich an, dort als Erstes einen Blick hineinzuwerfen, wenn Sie Hunger haben. Für jedes Hauptgericht, das Sie zubereiten, sollten Sie hier zuerst hineingreifen.

Sidekicks: Mayonnaise und Ketchup sollten Sie sich abgewöhnen. Versuchen Sie protestierenden Kindern in Ihrem Haushalt u. a. mit Kräuterquark und selbst gemachtem Ketchup zu gesünderen Alternativen zu verhelfen. Um Fleisch- und Fischgerichte variantenreich zu gestalten, probieren Sie selbst gemachte Dips und Saucen oder das Chutney aus dem »Tag für Tag leichter«-Kochbuch.

Joghurt: Da die meisten Joghurts im Supermarkt Zucker oder Zuckerersatzstoffe enthalten, kaufen Sie am besten nur Naturjoghurts. Sie stellen die gesündeste Variante für Ihre Darmflora dar. Wenn Sie Geschmack wollen, dann können Sie diesen im Mixer mit frischen Beeren und ein bisschen Honig selbst kreieren. Mit geschroteten Leinsamen wird daraus ein Powermix.

Dressing: Selbst gemacht ist auch hier Trumpf. Entscheidend sind hochwertiges Lein- oder Olivenöl und sehr guter Essig. Viele frische Kräuter machen den Salat aromatischer.

Butter oder Margarine: Lieber Butter mit einem hohen Anteil an tierischen Fetten anstelle von Margarine bzw. Streichfetten aus pflanzlichen Fetten? Laut Stiftung Warentest ist die Zusammensetzung von hochwertigen Streichfetten gar nicht schlecht. Diese enthalten oft Rapsöl, somit viel Omega-3- und Omega-6-Fettsäuren und weniger Fett als Butter. Plus: Man streicht das Fett dünner auf und spart so auch nochmals Kalorien. Margarine oder auch Butter generell nur in einer Menge von 15 und 30 Gramm pro Tag.

Fleisch: Bei Fleisch sollten Sie zu mageren Sorten wie Hühnchen greifen. Paniertes Fleisch ist köstlich, hat aber wesentlich mehr Kalorien (100 Gramm gebratene Hähnchenbrust: etwa 110 Kalorien; panierte Hähnchenbrust: etwa 190 Kalorien).

Marmelade: Selber kochen! Aus frischen Früchten oder TK-Beeren. So entscheiden Sie, wie viel Zucker Ihre Marmelade haben soll. Alternativ gehören natürlich zuckerreduzierte Fruchtaufstriche in den Kühlschrank – die gibt es mittlerweile in jeder Sorte.

Gewürze: Ein Muss für Ihr Gewürzregal: Kurkuma wirkt entzündungshemmend und ist gut für die Verdauung, zum Beispiel als »Goldene Milch« oder an Reisgerichten. Zimt hält den Blutzuckerspiegel konstant. Pfeffer und Chili bringen den Stoffwechsel in Schwung. Kreuzkümmel enthält Phytosterine, die Fettpolster schmelzen lassen.

Salz: Wie Zucker ist Salz ein Geschmacksverstärker. Wir essen mehr Salz, als wir laut DGE-Empfehlung mit maximal sechs Gramm am Tag sollten. Da wir Salz schon mit vielen Lebensmitteln (zwei Scheiben Graubrot: 1,2 Gramm Salz, zwei Scheiben Lachsschinken: 3,2 Gramm Salz, zwei Scheiben Emmentaler: 0,4 Gramm Salz) aufnehmen, sollten Sie beim Kochen sparsam damit umgehen. Würzen Sie mit Kräutern und Gewürzen, um den Geschmack zu verfeinern. Sie salzen Ihr Frühstücksei (Ei mit Salz: 0,5 Gramm), Omelette oder Rührei? Bei dieser Menge ist alles okay. Es lohnt sich jedoch hier, ein, zwei Tage lang auszurechnen, wie viel Salz zusammenkommt, um ein Gefühl dafür zu bekommen. Nachzusalzen gehört zu den schlechten Angewohnheiten. Grobkörniges Meersalz, das aus besonderen Regionen stammt oder mit speziellen Aromen versehen wurde, ist momentan sehr in. Schnell streut man aber zu viel davon über das Essen. Aus gesundheitlicher Sicht ist ein herkömmliches (sowie günstigeres) jodiertes Speisesalz besser (siehe auch Seite 190). Denn der Gehalt des für uns wichtigen Jods verteilt sich so: Speisesalz ohne Jod enthält etwa

0,1 mg/kg Jod, Meersalz etwa 0,1 mg/kg und jodiertes Speisesalz kommt auf etwa 15 bis 25 mg/kg Jod. Wegen des Pflanzenstoffwechsels enthalten einige Gemüsesorten wie zum Beispiel Kohlrabi, Brokkoli, Spargel schon Salze. Deshalb hier vorsichtig salzen. Ein dauerhaft erhöhter Salzkonsum ist nicht nur für erhöhten Bluthochdruck mit verantwortlich, er hat auch negative Auswirkungen auf unsere Figur. Zu viel Salz kann unseren Stoffwechsel beeinflussen und sorgt für die Bildung von Fettreserven. Auf einem Medizinkongress wurde 2019 eine Studie vorgestellt, laut welcher Salzersatzprodukte (wie aus 75 Prozent Natrium und 25 Prozent Kalium) die Werte von Patienten mit Bluthochdruck lindern können (46). Mehr Ergebnisse dazu werden abgewartet.

WIE SIE STRESSESSEN VERMEIDEN

Insbesondere zu Beginn Ihrer Ernährungsumstellung werden Sie Bekanntschaft mit einem wahren Ungetüm machen. Vermutlich kennen Sie den Heißhunger aber bereits schon ausgesprochen gut, wenn es Ihnen wie unseren Freundinnen ergeht.

Vor der Recherche zu diesem Buch haben wir eine kleine Umfrage unter unseren Freundinnen gemacht, von denen die meisten ziemlich viel über Ernährung wissen. Uns interessierte die Antwort auf die Frage »Was bewegt euch denn beim Thema gesunde Ernährung am meisten?«. Die häufigste Antwort war eine Gegenfrage: »Was tun bei Heißhungerattacken und Frustessen?« Denn auch diejenigen, die sich sehr gesund ernähren, sind nicht gefeit vor dem »emotionalem Essen« aus Frust, Niedergeschlagenheit oder Stress.

Beim »emotionalen Essen« braucht der Körper die Nahrung nicht – die Seele oder die Nerven aber schon. Um dem Gefühlsessen nicht zu verfallen, gibt es ein paar gute Tricks, die uns helfen, Heißhungerattacken zu erkennen und im Zaum zu halten.

DAS PROBLEM HEISSHUNGER

Heißhunger ist der Feind schlechthin für ein gutes Gewichtsmanagement. Woher er biologisch gesehen kommt, haben wir Ihnen auf Seite 16 erläutert. Grundsätzlich gilt: Wir alle naschen gern, ist uns doch die Affinität zu Süßem angeboren – sie beginnt mit der süßen Muttermilch. Was Sie ab sofort tun können: Sie ersetzen alles Süße und Ungesunde durch gesündere Alternativen. Was ist beispielsweise Ihr Lieblingsobst? Auch eine Handvoll Mandeln eignen sich gut für den »Notfall«.

Wenn Sie Kinder haben, dann sorgen Sie damit nicht nur für sich, sondern auch für die Gesundheit und das Wohlbefinden Ihres Nachwuchses – Sie und damit Ihr Ernährungsverhalten sind automatisch ein Vorbild. Wenn Sie nicht die Tafel Schokolade neben dem Laptop im Homeoffice liegen haben, sondern eine Schale mit frischen Himbeeren, dann heißt das zwar nicht, dass Ihr Kind ab sofort Himbeeren der Schokolade vorzieht. Es lernt durch Ihr Essverhalten jedoch eine bessere Alternative kennen, die ebenfalls lecker und süß schmeckt. Ein weiterer Punkt: Kein Kind muss bei Kummer mit Gummibärchen aufgeheitert, kein Freistoß beim Kinderfußball sofort mit Kuchen gefeiert werden. Bei einer liebevollen Umarmung wird das »Kuschelhormon« Oxytocin ausgeschüttet – an dieses Gefühl von elterlicher Unterstützung kommt keine Süßigkeit der Welt heran.

SECHS TIPPS GEGEN HEISSHUNGERATTACKEN

Ab sofort sind Sie der Direktor im Hormonzirkus! Hier erfahren Sie alles über den guten Umgang mit Heißhunger.

TIPP 1: FINDEN SIE DIE STRESSQUELLE

Wenn Sie unter Heißhungerattacken leiden, sollten Sie sich zunächst damit beschäftigen, welche Faktoren Ihnen Stress bereiten. Und was löst dieser Stress bei Ihnen aus? Welche Gefühle kommen auf (oft sind es auch mehrere)? Wie reagieren Sei darauf? In welchen Situationen überfällt Sie die Heißhungerattacke – zuhause, im Büro oder unterwegs? Und in welche Kategorie fallen sie – Ausnahme- oder Dauerzustand?

Wenn Sie im Beruf einen außergewöhnlich wichtigen Termin haben und während der Vorbereitung eine Kekspackung futtern, sagen wir: Sei's drum. Stressfuttern als Einzelfall ist nicht ideal, aber harmlos. Das Problem liegt im Frustessen als immer wiederkehrende Handlung bzw. als einziges Bewältigungsmuster von Stress. Wenn Sie Ihre Stressquelle gefunden haben, dann schreiben Sie diese in Ihrem Notizbuch auf. Einmal notiert, prägt sich der Stressfaktor besser ein. In ruhigen Phasen nehmen Sie sich Zeit, schauen auf Ihre Liste und überlegen, ob sich Stressquellen beheben lassen oder welche Möglichkeiten es gäbe, besser damit umzugehen.

TIPP 2: TRICKSEN SIE DEN HEISSHUNGER AUS

Stress motiviert zu Impulshandlungen und mindert die kognitive Entscheidungsfähigkeit, also verbannen Sie kulinarische »Gefahrenquellen« aus Ihrem Umfeld. Weder sollten in der Schreibtischschublade im Büro noch zu Hause in der Speisekammer oder im Kühlschrank Chips, Butterkekse, Weingummi oder Sonstiges dieser Art gebunkert werden. Das Problem: Mit was denn sonst belohnen?

Hier sollten Sie nicht auf *eine* neue Belohnung setzen, sondern eine ganze Reihe an Alternativen haben, die Ihnen in Stresssituationen guttun. Nehmen wir an, Sie machen gerne Sport und wählen Joggen als Anti-Chipstüten-Strategie. Die Wahl ist schon mal nicht schlecht, denn Joggen hält Sie a) vom Essen ab und b) verbrennt es Kalorien und c) haben Sie immer die Chance, den Glückshormon-Laufrausch zu erleben, und d) werden Sie nach dem Laufen ein gutes Körpergefühl haben plus e) Stolz kommt auf, wirklich auf die Tüte Chips verzichtet zu haben. Was aber, wenn ein eisiger Wind weht und Temperaturen unter null Grad herrschen? Genau, dann wählen Sie eine der anderen gesunden Alternativen aus, die Ihnen bei Stress, Frust und Kummer guttun. Der innere Schweinehund macht nämlich gerne aus einer Mücke einen Elefanten.

Eine Anregung von uns: Schreiben Sie in Ihrem Notizbuch 10 bis 20 Dinge auf, die Sie gerne tun. So etwas wie: mit Freunden telefonieren, Yoga oder autogenes Training machen, ein Fotobuch von den aktuell schönsten Fotos erstellen, Freunde treffen, Spaziergänge in der Natur, Musik oder Podcasts hören. Es geht dabei darum, Ihre Gedanken weg vom Kühlschrank oder der Süßigkeitenschublade zu lenken, sprich den Modus zu ändern. Denken Sie gerade: Wann soll ich denn bitte gemütlich herumsitzen und Musik hören? Schließlich gibt es jede Menge im Haushalt zu tun. Aufräumen ist zwar nicht ganz so schön wie Yoga, Baden oder Musikhören. Eine ordentliche Umgebung geschaffen zu haben scheint jedoch auf viele Menschen belohnend zu wirken. Zudem lenkt die Tätigkeit hervorragend vom Heißhunger ab. Für eine Heißhungerstrategie, die über einen längeren Zeitraum hinweg wirkt, brauchen wir eine größere Auswahl an alternativen Handlungen, um zu vermeiden, dass die Motivation verloren geht. Die entstandene »Anti-Stress-Liste« hängen Sie am besten gut sichtbar in die Küche auf.

Was ebenfalls sehr hilfreich ist, wenn Sie gestresst und hungrig wie ein Löwe sind: Drehen Sie auf dem Weg in die Kantine und auf dem Nachhauseweg bewusst eine Extrarunde. So verringern Sie die Auswirkung von Stress auf den Appetit, die Essgeschwindigkeit und die Auswahl des Essens. Durch die körperlich aktive Übergangsphase schaffen Sie etwas Raum zwischen dem Stress und dem Essen. Schon eine kurze Zeit reicht, um die Stresshormone wieder herunterzufahren.

Für die Reduktion von Alltagsstress helfen Entspannungsmethoden und Rituale wie Atemübungen oder eine morgendliche Meditation. Probieren Sie vor dem Zubettgehen Yogaübungen oder Progressive Muskelentspannung aus. Die großen Krankenkassen bieten dazu Kurse an (und beteiligen sich anteilig an den Kosten). Auch im Internet finden sich tolle Angebote.

TIPP 3: ESSEN FÜR STARKE NERVEN

Mikronährstoffmangel kann Heißhunger auslösen. Manche Experten bringen beispielsweise einen Magnesiummangel in Zusammenhang mit der ungebremsten Lust auf Schokolade. In Zeiten, in denen wir sehr gefordert sind, ist unser Magnesiumbedarf deutlich erhöht. Bei einem Verdacht auf Nährstoffmangel: Bitte nicht einfach verschiedene Nahrungsergänzungsmittel konsumieren. Holen Sie ärztlichen Rat ein und lassen Sie Ihr Blut auf Nährstoffmängel checken.

Bauen Sie zudem mit Ihrer persönlichen »Nervennahrung« vor – und zwar mit solchen Lebensmitteln, die nervenstärkende Mikronährstoffe wie Vitamin B (hilft gegen Müdigkeit), Vitamin C (ist an vielen Stoffwechselprozessen beteiligt), Zink (stärkt das Immunsystem) und auch Magnesium (wirkt beruhigend auf Nerven- und Muskelzellen und verbessert mangelnde Konzentration) enthalten. Ebenfalls wichtig ist Tryptophan. Sie erinnern sich: Das ist diejenige Aminosäure, die für die Bildung von Serotonin zuständig ist. Vitamin D und Omega-3-Fettsäuren können der Antriebslosigkeit entgegenwirken. Ein zu niedriger Wert des Spurenelements Chrom kann auch die Zuckergier befeuern, denn dadurch senkt sich der Blutzuckerspiegel.

Worin Sie die »Anti-Stress-Nährstoffe« finden? Zum Beispiel in Bananen und grünem Gemüse (wie Spinat, Brokkoli oder Grünkohl), aber auch in rotem (wie Paprika oder Rotkohl), Haferflocken, Nusskernen und Fisch. Auch in dunkler Schokolade mit hohem Kakaoanteil ist Tryptophan enthalten. Diese Schokolade können Sie durchaus wohldosiert genießen.

TIPP 4: ACHTSAM ESSEN

Gestresste Menschen essen schneller und nehmen mehr Nahrung, sprich mehr Kalorien auf. In Stresssituationen verändert sich natürlicherweise auch unser Kauverhalten. Wir kennen das alle: Wir schlingen, nehmen den Geschmack des Gerichts nicht wirklich war, sondern sind vielmehr mit der Lösung eines Problems oder schon mit dem nächsten Tagespunkt beschäftigt.

Das bedeutet: Nehmen Sie sich Zeit für Ihr Essen und futtern Sie nicht nebenbei auf dem Weg oder wahllos vor dem Fernseher. Genießen Sie Ihr Gericht mit allen Sinnen, konzentrieren Sie sich auf Geruch, Geschmack und Aussehen. Der achtsame Prozess beginnt schon mit dem Kochen und hört mit dem Aufräumen der Küche auf. Wenn Sie ganz im Moment sind, spüren Sie auch besser, wenn das Sättigungsgefühl eintritt. Mehr über achtsames und intuitives Essen erfahren Sie ab Seite 174.

TIPP 5: BITTER NÖTIG

Bitterstoffe sind in der Natur dafür zuständig, Pflanzen mit den enthaltenen Stoffen vor Fressfeinden zu schützen. In der richtigen Konzentration haben Bitterstoffe auch für uns Vorteile. Magen-Darm-Beschwerden können mit Bitterstoffprodukten behandelt werden, denn sie regen die Verdauung an. Auch bei Heißhunger helfen sie, den Appetit zu dämpfen und die Zuckerlust zu zügeln. Der Grund hierfür: Süß und bitter besetzen dieselben Geschmacksrezeptoren. Bitterstoffe befinden sich überwiegend in gesunden Nahrungsmitteln wie Gemüse und Kräutern und sind dabei kalorienarm. In Gemüse finden Sie Bitterstoffe unter anderem in Rucola, Artischocke, Kohlrabi, Brokkoli, Rosenkohl, Linsen; bei Kräutern zum Beispiel in Majoran, Fenchel, Kümmel, Ingwer. Zu den wenigen Bitterstofflieferanten bei Obst gehören Grapefruit und Zitronen.

Auch bei den Bitterstoffen kommt es natürlich auf die Dosierung an. Bitterstoffe sind bei Gemüsesorten nicht wirklich erwünscht und wurden zum Teil aus den Sorten herausgezüchtet, um einen milderen Geschmack zu erhalten. Kaufen Sie daher Gemüse und Obst beim Biobauern auf dem Hof oder Wochenmarkt, dann ist es wahrscheinlich, dass in den alten Sorten noch mehr ursprüngliche Nährstoffe enthalten sind.

Hervorragende Bitterstoff-Lieferanten sind Tees wie Pfefferminztee und grüner Tee. Mittlerweile gibt es Bitterstoffe auch in Form von Sprays, die direkt in den Mund auf die Zunge gesprüht werden. Diese sind höher dosiert.

TIPP 6: ZUCKERKONSUM EINSCHRÄNKEN

Wie wir gesehen haben: Wenn wir dauerhaft Süßigkeiten essen, passiert eine Veränderung in unserem Körper. Vermutlich haben Sie dies an sich selbst schon festgestellt: Unsere Empfindung für die Geschmacksrichtung süß verändert sich und benötigt immer mehr davon. Zuckerersatzstoffe unterstützen diesen Umstand, weshalb auch Süßstoffe wie Stevia und Saccarin nicht zu empfehlen sind. Mehr noch: In Studien fand man heraus, dass Süßstoff den Appetit sogar anregt (47). Trinken wir eine Lightlimonade oder einen Kaffee mit Süßstoff, so kündigen die Geschmacksrezeptoren auf der Zunge dem Gehirn an, dass es Zucker bekommt. Das »egoistische« Gehirn wartet auf Glukose (siehe Seite 128) – die es aber nicht erhält. Weil es nun von einer Nährstoffkrise ausgeht, veranlasst das Gehirn, zur Sicherheit mehr Nahrung aufzunehmen. Fazit: Wir essen mehr und nehmen mehr Kalorien auf.

Aus diesem Grund sollten wir raffinierten Zucker und Zuckerersatzstoffe nur noch sehr selten zu uns nehmen. Es macht durchaus Sinn, sich im Rahmen der Ernährungsumstellung auf einen Zuckerentzug zu setzen. Der Geschmack verändert sich. Und das beginnt übrigens schon nach fünf Tagen.

Wer ganz große Schwierigkeiten hat, dem Zucker abzuschwören, kann den Konsum schrittweise einschränken. Ersetzen Sie beim Süßen von Speisen Zucker durch Honig (im Tee) und Zucker durch süße Früchte (im Müsli). Seien Sie aber auch sparsam mit Honig, er hat die gleiche Kaloriendichte wie Zucker, ist aber die gesündere Variante, da es ein Naturprodukt ist und – wenn auch nur gering – Mineralstoffe enthält.

Bei manchen Menschen funktioniert dies ganz gut: Legen Sie sich eine Spardose oder kleine Kiste zu und legen Sie immer den Geldbetrag hinein, den Sie angemessen finden, wenn Sie einer Heißhungerattacke nicht nachgegeben haben. Es ist durch Studien wissenschaftlich belegt worden (48), dass finanzielle Anreize Abnehmerfolge sowie auch sportliche Aktivität steigern.

Bei aller Strategie gilt auch: Rechnen Sie mit Momenten, in denen Sie nicht nach Plan agieren, sondern der Versuchung erliegen. Und ärgern Sie sich bitte dann nicht. Wer hat sich schon permanent im

Griff? Es geht nicht um Perfektion. Durch Reflexion, alternative Belohnungen oder geschickte Ablenkungsmanöver können Sie mit der Zeit ein neues Verhalten erlernen. Dann übernehmen Sie selbst das Ruder und finden das Maß, das für Sie das richtige ist.

ERFOLGREICH FASTEN – ERNÄHRUNG NACH DER UHR

Egal, ob Sie die drei zusätzlichen Kilos aus dem letzten Urlaub loswerden, langfristig Gewicht verlieren oder nur einen ausgiebigen Schlemmertag wieder ausgleichen möchten: »Essen nach der Uhrzeit«, bekannt als Intervallfasten oder Intermittierendes Fasten, stellt für Gewicht und Gesundheit eine exzellente Methode dar. Wenn wir nichts essen, startet unser biologisches Regenerationsprogramm. Sie kennen es bereits: Nehmen wir keine Nahrung auf, so haben die Zellen ein Problem – sie erhalten zu wenig Energie. Um wieder an Energie zu kommen, starten sie ein umfassendes Programm, die Autophagie. Dieses baut überflüssige und schädliche Zellbestandteile ab, die dann als Brennstoff für die Zelle wiederverwertet werden.

Und noch einen weiteren Gesundheitkick hält das Fasten bereit. Sind beim Fasten nach einiger Zeit die Glukosevorräte verbraucht, werden die Fettreserven angezapft. Der Prozess der Ketogenese bewirkt eine positive Stimmung. Beim Fasten verlieren wir auch das Fett, das sich an den Organen angesammelt hat und das nicht zwingend mit Übergewicht zusammenhängen muss, wie es bei den »Dünnen Dicken«, den TOFIs, der Fall ist.

Was es beim Fasten zu beachten gilt, ist simpel und ohne viel Aufwand gut im Alltag umzusetzen. Die Methode ist für viele Menschen deshalb so ideal, weil sie nach Vorliebe und Bedarf individuell angepasst werden kann. Wir kennen Dutzende von Menschen, die verschiedene Varianten des Fastens ausprobiert haben und mit den Resultaten sehr zufrieden waren. Über einen längeren Zeitraum kontinuierlich Gewicht zu verlieren und dieses auch zu halten scheint damit für die meisten gut zu funktionieren.

Für manche hört sich Fasten im ersten Moment nach einer ziemlichen Plackerei an: Nichts essen am Morgen. Oder nichts essen am Abend. Oder einen ganzen Tag so gut wie gar nichts essen. Schrecklich! Noch schlimmer: Heilfasten. Nur Wasser, Brühe und Brot, über Tage hinweg. Bei all den verständlichen Bedenken – vergessen Sie diese! Dem Begriff Fasten haftet die menschliche Urangst an, hungern zu müssen. An Fasten ist unser Körper jedoch seit Urzeiten gewöhnt, da er sich über Jahrtausende immer wieder an neue Umweltbedingungen anpassen musste.

JEDER TAG EIGNET SICH ZUM FASTEN

Fasten ist in vielen Religionen, wie im Christentum, Judentum, Islam und Buddhismus, fester Bestandteil des Glaubens. Laut Umfragen wird die Idee des Fastens ab Aschermittwoch auch bei uns wieder beliebter. Für 2019 ermittelte eine Forsa-Umfrage, dass 63 Prozent der Deutschen einen zeitlich begrenzten Genussmittelverzicht generell für sinnvoll halten. Auf Platz 1 ist Alkohol, dem vor allem Männer abschwören wollen, gefolgt von Süßigkeiten auf Platz 2 und Fleisch auf Platz 3. Beides steht vor allem auf der Verzichtsliste von Frauen.

Das Schöne daran: Sie müssen nicht bis zur Fastenzeit warten – Sie können sofort damit anfangen, eines der drei genannten Genussmittel probeweise eine Zeit lang wegzulassen. Welches das sein soll? Entscheiden Sie selbst! Sie wissen vermutlich selbst am besten, was am ehesten ansteht. Wie lange? Auch das entscheiden Sie selbst. Bei Alkohol und Süßigkeiten können Sie sicher sein: Je länger Sie es schaffen, einem oder sogar beidem zu widerstehen, desto gesünder ist es für Ihren Körper. Und desto mehr schmelzen die inneren (viszerales Fett) wie äußeren Fettdepots (Problemzonen). Beim Fleisch würden wir Ihnen raten, falls Sie sich nicht ohnehin schon vegetarisch oder vegan ernähren, auf Wurstwaren oder Fleisch generell zu verzichten oder Letzteres ein- bis zweimal pro Woche zu essen.

WIE GEHT INTERVALLFASTEN?

30 Jahre zurückgeblickt, waren vor allem das tagelange Fasten bzw. Heilfasten noch ziemlich en vogue, das aus der Sicht eines Kindes (und vermutlich galt dies auch für die fastenden Erwachsenen) nach einer sehr genussfeindlichen und trostlosen Veranstaltung aussah.

Ich (Julie) erinnere mich an Verwandte und Nachbarn, die in regelmäßigen Abständen, meistens nach Silvester und vor dem Sommerurlaub, zu Hause eine Woche lang »kurten« und »glauberten«. Diese Zeit fing mit einem Glas Glaubersalz für die Darmentleerung an, gefolgt von dünnen Gemüsebrühen und viel Wasser an den Tagen darauf. Innerhalb von einer Woche fastete man also, erst recht missmutig, dann in einer Art Glückstaumel vor sich hin, um langsam wieder Fahrt aufzunehmen und sich bereit zu machen für den ersten Besuch beim Stammitaliener in der Stadt.

Und hier lag rückblickend auch das eigentliche Problem bei den damals fastenden Vertrauten: Durch das Fasten gingen bei allen erheblich Kilogramm verloren, die aber, aufgrund einer fehlenden Ernährungsumstellung, schnell wieder drauf waren. Es waren eben noch die Zeiten, in denen man den ganzen Sommer durchgrillte, sonntags Butterkuchen aß und Limonade wie Wasser trank.

Das moderne Fasten ist verglichen zu früher sehr viel lebensfroher und alltagstauglicher. Wer heutzutage fastet, der muss nicht mit zittrigen Beinen ins Büro staksen, weil ihm der rigorose Nahrungsentzug auf den Kreislauf schlägt. Oder – noch bedrohlicher – auf die Psyche, was sicherlich früher für viele Fastenabbrüche verantwortlich war.

Bei dem heute so beliebten Intervallfasten geht es vor allem um kürzere oder längere Zeitabschnitte, in denen man keine Nahrung zu sich nimmt, wie beispielsweise beim Überspringen einer Mahlzeit. Man könnte hier auch von »Dinner-Cancelling« sprechen. Sie können sich aber ebenso dafür entscheiden, das Frühstück auszulassen. Wenn Sie von sich aus nicht gerne frühstücken und sich morgens mit einem Tee oder Kaffee begnügen, perfekt. Bei der Frage sind wir dann gleich bei der beliebtesten Intervallfastenart, der 16:8-Methode.

VERSCHIEDENE FASTENFORMEN

16:8 will heißen: 16 zu 8 Stunden. Bei dieser Form wird 16 Stunden lang gefastet und innerhalb der folgenden acht Stunden wird gegessen. Clever ist es dann natürlich, das Frühstück oder das Abendessen ausfallen zu lassen, denn so verschläft man einen Großteil der Nahrungspause, was das Durchhalten für viele erleichtert. Der Ausdruck »Wer schläft, sündigt nicht!« passt in diesem Zusammenhang ganz gut. Ein Beispiel: Sie essen also nach 20 Uhr nichts mehr und dann erst wieder um 12 Uhr am nächsten Tag (Breakfast-Cancelling). Oder Sie frühstücken und essen zu Mittag wie gewohnt und lassen dann das Abendessen sausen (Dinner-Cancelling), dann kommen Sie ebenfalls auf die 16 Stunden. Während der Essenspause dürfen Sie ungesüßte Tees und Kaffee (ohne Zucker und Milch) zu sich nehmen.

5:2 ist eine weitere Alternative. Bei der »5 zu 2«-Variante gibt es an fünf Tagen die klassischen drei normalen Mahlzeiten mit Frühstück, Mittagessen und Abendessen, an zwei Tagen der Woche sind jedoch nur etwa täglich 650 Kalorien erlaubt. Der Erfinder der 5:2-Diät, Dr. Michael Mosley, empfiehlt, an den Fastentagen vor allem Gemüse und Vollkorngetreide, wie Naturreis, Haferflocken sowie proteinreiche Lebensmittel zu essen und viel Flüssigkeit zu sich zu nehmen. Die zwei Fastentage sollten idealerweise immer an denselben Wochentagen stattfinden, also beispielsweise am Dienstag und Freitag.

1:1 – so wird das sogenannte »Alternierende Fasten« abgekürzt, das auch als »Eat stop eat« oder »Every other day diet« bezeichnet wird. Eins zu eins, weil an einem Tag wie üblich gegessen (innerhalb von zwölf Stunden am Tag), am nächsten Tag gefastet, dann wieder ein Tag normal gegessen wird und so weiter. Auch hier ist die Kalorienzufuhr an Fastentagen auf maximal 650 Kalorien begrenzt bzw. auf 25 Prozent der sonst üblichen Energiemenge.

WELCHE METHODE IST FÜR WEN GEEIGNET?

Alle drei Methoden sind durchaus effektiv und können dauerhaft angewendet werden. Im Alltag lässt sich allerdings die 16:8-Methode am besten umsetzen. Ein Grund, warum sie so bekannt und beliebt ist und wir Ihnen diese Methode ans Herz legen möchten: 16:8 bereitet Ihnen keine Umstände, wenn Sie öfter Lunchtermine haben oder mit Ihrem Partner oder mit Ihrer Familie zumindest zwei von drei Mahlzeiten am Tag gemeinsam einnehmen wollen.

Aus Erfahrung können wir sagen, dass bei manchen Menschen das 16:8-Prinzip sehr gut funktioniert, andere damit aber nicht den erhofften Abnehmerfolg erzielen. Dafür geschieht dies bei manchen optimal mit dem alternierenden Fasten.

Das Interessante dabei: Eigentlich dürfte es keine großen signifikanten Unterschiede bezüglich der langfristigen Gewichtsreduktion geben. Bei allen drei Varianten reduziert man Kalorien und verliert Gewicht. Aber in der Realität zeigt sich, dass Menschen unterschiedlich auf die drei Methoden reagieren bzw. Schwierigkeiten haben, eine Fastenmethode richtig umzusetzen oder durchzuhalten. Deswegen: Seien Sie spielerisch und probieren Sie zuerst die aus, die zu Ihnen und Ihrem Körper und dessen eigenem Rhythmus passt. Dies sollte mindestens ein, zwei Wochen lang erfolgen. Wir wollen Ihnen zu unserem Fastenfavoriten 16:8 auch noch als Motivation von einem Praxisbeispiel berichten.

Ein Freund von mir (Julie) setzt das 16:8-Fasten sehr erfolgreich für sich um: Morgens überspringt er das Frühstück, genehmigt sich aber einen Cappuccino mit Milchschaum (Milch ist eigentlich verboten!), aber ohne Zucker. Sein erstes Mahl am Tag ist das Mittagessen um 12 Uhr. Dann isst er alles, was ihm schmeckt. Kein Fast Food, aber sehr wohl Fleisch oder Fisch und auch Dinge wie Bratkartoffeln. Nachtisch? Braucht er nicht, nach dem Mittagessen ist er satt. Auch Snacks benötigt er nicht, manchmal isst er Obst am Nachmittag. Das Abendessen nimmt er vor 19 Uhr ein, Ausnahmen sind zum Beispiel Essenseinladungen, die später stattfinden. Aber sonst: normale Portion, warme Gerichte mit normaler Mischkost oder Abendbrot. Das Ergebnis nach drei Monaten: 8 Kilos weniger auf der Waage.

Was die meisten an der Idee des Intervallfastens mögen: Sie dürfen alles essen, eben nur nicht zu jeder Zeit. Und wir würden es etwas konkreter formulieren: Sie dürfen alles essen, nicht zu jeder Zeit, aber überwiegend gesund. Schnellere Erfolge erzielen Sie, wenn

Sie dabei Lebensmittel essen, die den Stoff Spermidin enthalten, der Stoffwechselprozesse wie die Autophagie (siehe Seite 163) pusht. Nahrungsmittel mit hohem Spermidingehalt sind beispielsweise Vollkorn und Weizenkeime, Hülsenfrüchte, Pilze und reifer Käse. Auf den Speiseplan gehören auch: schwarzer Kaffee, Äpfel, Nusskerne, Kartoffeln, Erbsen und Salat. Außerdem sollten Sie die Makronährstoffe im Blick haben. Das heißt: Sie freuen sich beim Überspringen des Frühstücks auf die Pasta Arrabiata am Mittag (Kohlenhydrate zum Mittagessen = gut, im Optimalfall aus Vollkornnudeln) oder am Fasten-Abend auf das Frühstück mit dem leckeren Omelette am nächsten Tag (Eiweiß am Morgen = gut). Aber seien Sie auch hier nicht päpstlicher als der Papst. Wenn Sie abnehmen wollen, dann werden Sie schnell herausfinden, welche Lebensmittel Ihnen wann und wie oft beim Intervallfasten guttun.

HEILFASTEN – DER STARTSCHUSS

Heilfasten ist eine strengere Variante. Es wird oft als therapeutische Maßnahme eingesetzt, um Krankheiten zu kurieren oder diesen vorzubeugen. Während eines Aufenthalts in einer renommierten Fastenklinik bekommen Sie ein maßgeschneidertes Rundumprogramm. Sie können aber auch die abgespeckte Variante wählen, indem Sie zu Hause fasten, dann aber ebenfalls unter ärztlicher Aufsicht. Eine 2019 veröffentlichte, umfassende Studie zum Heilfasten nach Buchinger fand heraus (49), dass sich in 84 Prozent der Fälle schwerwiegende Beschwerden wie Diabetes mellitus, Bluthochdruck und Erschöpfungszustände verbesserten. Zusätzlich schärft das Heilfasten unsere Sinne – Dr. Otto Buchinger, der Begründer des Heilfastens, hat es schön ausgedrückt: »Nach dem Fasten sollte das Bewusstsein weiter sein als der Hosenbund«.

Bewiesen ist, dass Heilfasten das physische und emotionale Wohlbefinden steigert. Manchen tut eine Kur als Startschuss für eine Ernährungsform gut, manch andere sind danach bereit dafür, mit Intervallfasten weiterzumachen, weil sie die Effekte bereits kennen. Schon die Studie der Universität Duisburg-Essen aus dem Jahr 2005 zeigte, dass nach einer ambulant durchgeführten Fastenwoche die Probanden (Übergewichtige, die Schwierigkeiten damit hatten, ihre Essgewohnheiten zu ändern) sich in den Monaten nach der Kur gesünder ernährten und dazu noch mehr Sport trieben (50).

Bevor Sie mit dem Fasten beginnen, sollten Sie mit Ihrem Arzt sprechen. Das tagelange Fasten kann Ihren Körper durchaus beanspruchen. Auch Begleiterscheinungen sollten Sie beachten, denn durch die angeregte Verdauung wirken bestimmte Medikamente (wie beispielsweise die Antibabypille) nicht wie gewünscht. Generell nicht zu empfehlen ist das Heilfasten für Kinder und Jugendliche, Schwangere und Stillende oder wer einen zu niedrigen BMI (unter 18) aufweist oder unter Essstörungen leidet.

Unser Fazit: Intervallfasten ist die moderne Anti-Diät schlechthin. Die meisten Diätformen, angefangen bei der Eiweiß-Diät, bis hin zu Ananas-Diät, bestehen aus einer einseitigen Ernährung. Beim Intervallfasten sollten Sie sich bei der Auswahl der Mahlzeiten auf gesunde Mischkost fokussieren. Sie lassen sich jedoch auch mit genussvollem Essen in Verbindung bringen. Denn ein weiterer Vorteil lautet: Beim Intervallfasten muss nicht zwingend sehr gesund gegessen werden.

SO FÜTTERN SIE IHR MIKROBIOM

Auf den Seiten 57 bis 63 haben wir Ihnen die wichtigsten Fakten rund um die Darm-Hirn-Achse erläutert und über ihren Einfluss auf Gesundheit und Gewicht berichtet. Das Fazit war: Wenn wir die »guten« Bakterien im Darm mit den richtigen Nährstoffen versorgen, dann vermehren sich diese und sorgen für eine gesunde Darmflora. Diese ist wichtig für eine gute Verdauung und beugt Übergewicht vor. Und weil in diesem Zusammenhang häufig von Probiotik und Präbiotik gesprochen wird: Nach Erkenntnis der Mikrobiomforscher ist es dafür nicht nötig, täglich vorsorglich teure probiotische oder präbiotische Mittel zu sich zu nehmen. Dies könnte sich aber in Zukunft ändern, wenn die Forschung detailliert herausfindet, wie sich das Mikrobiom von Mensch zu Mensch unterscheidet. Dann könnten Probiotika und Präbiotika zielgerichtet und individuell eingesetzt werden – also nicht mehr eine Tablette oder Drink für alle, sondern die Zusammensetzung des einzelnen Mikrobioms beachten und gezielt darauf eingehen.

Eine gute Grundlage für einen gesunden Darm schaffen Sie, indem Sie die Vielfalt in Ihrem Darm stärken. Und das gelingt Ihnen durch eine ausgewogene Vollwertkost und so wenig rotes Fleisch und Wurst wie möglich. Dafür sollten ein- bis zweimal wöchentlich Fisch mit Gemüse und Getreide mit vielen Ballaststoffen auf Ihrem Speiseplan stehen. Die Speisen sollten immer gut gekaut und ausreichend Flüssigkeit zugeführt werden. Hier finden Sie eine Liste mit Lebensmitteln, die Ihrem Mikrobiom richtig gut schmecken:

Hülsenfrüchte: Bohnen, Erbsen, Kichererbsen sowie Linsen sind weder teuer noch schwer zuzubereiten und machen lange satt. Linsen schmecken gut als warme Hauptgerichte (zum Beispiel als indisches Dal), aber auch als Salate, sodass Sie sie gut ein-, zweimal die Woche in Ihre Essensplanung einbauen können (in vegetarischen Kochbüchern sind oft tolle Rezepte enthalten). Tauschen Sie bei Hühnchen- oder Fischgerichten die Beilagen Reis und Kartoffeln ab und zu gegen Hülsenfrüchte aus.

Milchprodukte: Kefir, Buttermilch, Joghurt und Käse enthalten Milchsäurebakterien und sind probiotische Lebensmittel. Essen Sie bzw. trinken Sie hin und wieder Kefir oder Buttermilch am Morgen als Alternative zu Müsli oder Vollkornbrot oder auch als leichtes Dessert nach dem Essen. Wichtig: Ohne Aromastoffe und Zucker, nur die Naturvarianten. Ebenfalls voller positiver Milchsäurebakterien sind asiatische Produkte wie Kimchi (fermentiertes Gemüse). Im Darm stabilisiert die Milchsäure den PH-Wert und hilft Keime abzuwehren. Auch Sojaprodukte wie Miso, Tofu oder Tempeh und sauer eingelegtes Gemüse (Sauerkraut, Gurken) enthalten die gesundheitsfördernden Milchsäurebakterien.

Gemüse: Spargel, Chicorée, Lauch, Pastinake, Knoblauch, Zwiebel, Artischocke und Tomate zählen unter anderem zu den präbiotischen Gemüsesorten. Spinat, Fenchel und Kohl sind ballaststoffreich und gehören auch so oft wie möglich auf den Teller. Dies gilt auch für Möhre und Paprika, die enthaltenen Polyphenole wirken zudem entzündungshemmend.

Getreide: Kocht man Reis, Nudeln sowie Kartoffeln und lässt diese abkühlen, dann enthalten sie resistente Stärke und haben ebenfalls eine präbiotische Wirkung. Essen Sie also öfter einmal Sushi und selbst gemachte Nudel- oder Kartoffelsalate. Beim Bäcker kaufen Sie kein Weißmehlbrot, sondern beispielsweise Hafer- oder Roggenbrot – beide Getreidesorten enthalten Oligofruktose, die die »guten« Darmbakterien ebenfalls mögen. Auch hier taucht ein wahrer Gesundheitstausendsassa auf: Haferflocken. Ideal als Basis von selbst kreierten Müslis oder Porridges. Wenn Sie dann noch geschrotete (!) Leinsamen darüberstreuen – perfekt.

Sehr beliebt sind auch Flohsamenschalen, die besonders verträglich sind und die Joghurts, Müslis oder Smoothies (1 bis 2 Teelöffel) zu richtigen »Sattmachern« machen, da sie einen sehr hohen

Gehalt an Ballaststoffen aufweisen. Noch effektiver: Flohsamen-schalen in ein großes (!) Glas Wasser einrühren und 30 Minuten vor dem Frühstück, Mittag- oder Abendessen trinken. Am besten noch ein kleines Glas Wasser hinterher (um eine Verstopfung zu vermeiden). Das garantiert, dass Ihnen die normale Hauptmahl-zeit locker ausreichen wird und ein Nachschlag nicht nötig ist. Zu-dem ein guter Trick, um zum Beispiel Frühstück oder Abendessen zwischendurch zu überspringen (um die erwähnte Putzaktion im Darm zu verlängern und den Blutzuckerspiegel auszugleichen) – das hohe Quellvermögen der Flohsamenschalen hilft dabei, bis zum Mittagessen durchzuhalten. Die Einnahme von Präbiotika sollte die Menge von 30 Gramm am Tag übrigens nicht überschrei-ten, da sie in hohen Dosen Blähungen und Durchfall verursachen können. Bei einem empfindlichen Darm reichen manchmal schon zehn Gramm der Ballaststoffe aus.

Sollten Sie früher nicht viele Ballaststoffe gegessen haben, dann erhöhen Sie den Ballaststoffanteil in Ihrer Nahrung langsam, da manchmal sonst Unverträglichkeiten wie Bauchschmerzen auf-treten können. Wenn Sie Vollkornbrote nicht gut vertragen, dann toasten Sie diese, um sie verdaulicher zu machen.

Obst: Auf dem Markt oder in der Obstabteilung greifen Sie zu zuckerarmen Obstsorten, wie zum Beispiel zu Heidelbeeren und Himbeeren, möglichst aus biologischem Anbau. Äpfel sind aus verschiedenen Gründen besonders gesund. Zum einen steckt in ihrer Schale Pektin, das gut sättigt und die Verdauung aktiviert. Der regelmäßige Konsum von Äpfeln erhöht die »guten« Bifidobakte-rien im Darm. Forscher der Technischen Universität Graz haben herausgefunden, dass ein Apfel mehr als 100 Millionen Bakterien enthält, die wiederum vor allem in Samen und Fruchtfleisch ent-halten sind. Wenn wir einen frischen rohen Apfel essen (kochen tötet die meisten Bakterien ab, leider auch die guten), besiedeln diese Bakterien vorübergehend den Darm, was sich positiv auf die Darmflora auswirkt. Bioäpfel und konventionelle Äpfel beinhalten zwar in etwa ähnlich viele Bakterien, allerdings weisen die Ökoäpfel eine größere Bakterienvielfalt auf. Dies ist für das Mikrobiom noch besser.

Kaffee: Das hören wir und auch bestimmt Sie gerne – zwei Tassen Filterkaffee beinhalten so viel darmfreundliche Ballaststoffe, dass sie den ph-Wert im Darm sinken lassen und ebenfalls das Wachstum der Bifidobakterien pushen.

No-Gos: Eine einseitige Ernährung schmeckt den »guten« Bakterien im Darm gar nicht. Mit einer überwiegend fett- und eiweißreichen Kost mit viel Fleisch oder Fast Food füttern Sie übrigens die »schlechten« Darmbakterien, die die Darmbarriere destabilisieren können. Auch mit Zucker oder mit Zuckerersatzstoffen machen Sie nur die »schlechten« Bakterien froh, nicht nur in Form von Streuzucker. Hier sind auch die Kohlenhydrate gemeint, wie Weißmehlprodukte, Lightprodukte, Süßigkeiten.

WIE SIE ZU EINER INTUITIVEN ERNÄHRUNG FINDEN

Sie haben nun die drei großen Thesen der Ernährungswissenschaft darüber kennengelernt, wie man sich gesund ernährt und nicht übergewichtig wird: Vollwerternährung, Intervallfasten sowie Stärkung des Mikrobioms. Aber noch ein weiteres Thema rückt in den Fokus der Experten und wird somit auch öfter von Medien aufgegriffen: das sogenannte »Intuitive Essen«. Das Thema ist nicht neu, wird aber gerade wiederentdeckt, passt es doch wunderbar in unsere Zeit, in der Achtsamkeit in allen Bereichen des Lebens Einzug hält. Wir empfehlen es besonders für die Frauen unter Ihnen, die kein erhebliches Übergewicht aufweisen und die wichtigsten Fakten rund um das Thema gesunde Ernährung für sich bereits verinnerlicht haben. Denn Fakt ist: Wer langfristig und auf eine unverkrampfte Art sein Gewicht reduzieren oder halten möchte, der hat aus unserer Sicht gar keine andere Wahl, als seine eigene Intuition zu stärken. Dazu gehört, sich das eigene Essverhalten bewusst zu machen und zu lernen, die Signale des Körpers aufmerksam wahrzunehmen. Das Ziel dabei ist, dass das gesunde Essverhalten irgendwann zum Automatismus wird. Dafür ein Praxisbeispiel zum Thema »Intuitiv essen«:

Ein Bekannter erzählte mir (Julie) neulich, er würde seit 20 Jahren eigentlich nur abends eine richtige Mahlzeit zu sich nehmen. Morgens trinkt er einen Milchkaffee und isst eine kleine Portion Müsli, eine Scheibe Brot oder ein Stück Obst – sehr überschaubar also. Dann den ganzen Tag nichts mehr. Ich war sehr verwundert, weil ich wusste, dass er viel arbeitet, den ganzen Tag im Büro ist, und fragte ihn, ob er den Alltag bis abends denn gut durchhalten würde – absolut unvorstellbar für mich, erst um 18 Uhr das erste Mal richtig zu essen. Weshalb er das denn überhaupt so machen würde? Seine Antwort war: Er hätte Mittagessen noch nie gut vertragen. Er würde jedes Mal unglaublich müde werden und danach den ganzen Nachmittag durchhängen. Wenn überhaupt, würden nur Kanister von Kaffee helfen, und auch das wiederum würde ihm nicht guttun. Nicht mehr verwundert war ich, als ich dann kurze Zeit später Interviews mit einem bekannten Ernährungs- und Fastenexperten las. Dieser berichtete von seinem Essverhalten, das dem meines Freundes entsprach: Ein Minifrühstück (wie Kaffee mit Mandelmilch und ein paar Nusskerne dazu), dann Nahrungspause bis abends. Essen nehme der Experte zwischen 17 Uhr und 20 Uhr ein. Für Essenseinladungen breche er aber diese Regel auch mal.

Dies könnte nun eine ungewöhnliche Variante für eine Essenspause sein – soll es aber gar nicht. Es soll zeigen, dass mein Bekannter intuitiv für sich das richtige Essverhalten gefunden hat, mit dem er sich seit zwei Jahrzehnten ernährt und gesund ist. Er hat auf seinen Körper gehört, die Signale wahrgenommen und entsprechend umgesetzt. Auch er isst außer der Reihe, wenn es Einladungen gibt oder er sich einfach danach fühlt. Der entscheidende Punkt dabei: Es entsteht kein Dogmatismus, da er sich nicht unter Druck gesetzt fühlt, von morgens bis mittags nichts essen zu dürfen.

Viele haben das Gespür für die Hinweise, die der Körper uns gibt, verloren und damit auch kein Gefühl von Hunger und Sättigung mehr. Warum? Weil wir das Überangebot an Nahrung ständig vor der Nase haben, dadurch zu viel und zu oft essen und es gar nicht mehr zu diesen wichtigen körperlichen Signalen kommt. Aber auch, weil wir nicht mehr auf diese Signale hören, was wir als Kleinkinder noch exzellent beherrschen. Bei kleinen Kindern sind die Komponenten, die für das »sich durchs Leben schlagen« essenziell sind – Denken, Fühlen, Instinkt – noch in Topform. Bezüglich des Essens beeinflussen uns im Alltag überwiegend unsere Gedanken und Gefühle, nicht der Instinkt. Der Kopf sagt »Nicht die Pasta! Wir machen doch gerade die Low-Carb-Diät!« oder »Stopp, der Nachtisch hat zu viele Kalorien!«, die Gefühle sagen »So ein Stress, ein Muffin tut nun sicher gut!«. Das Prinzip der intuitiven Ernährungsform ist, dass Sie essen dürfen, was Sie wollen – wenn es Ihnen tatsächlich *schmeckt* und wenn der größte Teil Ihrer Ernährung aus *gesunden* Lebensmitteln besteht. Klingt gut?

SCHRITT 1: GESUNDES ESSEN IST GUT

Hört sich banal an? Ist es aber nicht. Überlegen Sie doch einmal, wie viele Menschen sich ungesund ernähren, obwohl sie genau

176

wissen, dass mehrmals die Woche Fastfood oder täglich Süßigkeiten nicht gesund sind. Es ist wichtig, sich bewusst zu machen, dass wir uns mit gesundem Essen etwas Gutes tun. Bemuttern Sie sich ruhig ein wenig selbst! »Kind, iss doch mal mehr Obst und Gemüse«, vielleicht haben Sie diesen Satz oder einen anderen wohlgemeinten Rat von Ihren Eltern noch im Ohr. Sorgen Sie für sich und seien Sie gut zu Ihrem Körper. Ernähren Sie ihn mit guter Kost und nur selten mit all den ungesunden Dingen, die einfach irre lecker schmecken. Werfen Sie alle obsessiven Gedanken bezüglich Ihres Essverhaltens über Bord, verabschieden Sie sich von monotonen Diätvorgaben und seien Sie, um das intuitive Essen zu starten, nicht kleinlich und kümmern Sie sich nicht mehr groß um Nährwerte (dies spielt als Einsteigerin in die gesunde Ernährung oder bei stärkerem Übergewicht noch eine größere Rolle). Konzentrieren Sie sich auf Ihren Körper und seine Signale. Weshalb wir das an der Stelle empfehlen? Strenge Diätvorgaben und viele gescheiterte Diätversuche lassen bei manchen das Essen irgendwann als »Feind« erscheinen. Schließen Sie Frieden mit dem Essen.

SCHRITT 2: HUNGER UND SÄTTIGUNG FÜHLEN

Wann hatten Sie das letzte Mal vor Hunger ein dumpfes Gefühl im Magen oder so etwas wie Magenknurren? Üben Sie »Hunger haben«. Dafür dürfen Sie sich aber nicht von Ihren Gefühlen zum Spontanessen verleiten lassen (wie das geht, lesen Sie ab Seite 155) und müssen auch auf Snacks in den Esspausen verzichten. Um Hunger bewusst wahrzunehmen, können Sie zum Beispiel eine kleine Übung machen und drei Tage hintereinander das Frühstück ausfallen lassen. Achten Sie darauf, wie sich der Hunger bemerkbar macht, und notieren Sie in Ihr Notizbuch, wann das Hungergefühl eintritt. Direkt nach dem Aufstehen oder erst um 11 Uhr?

Achten Sie auch auf Ihr Verhalten: Wollen Sie das Croissant vom Bäcker neben der Bushaltestelle, weil Sie ein Hungergefühl empfinden, oder haben Sie nur Appetit, weil es gut riecht? Sie können auch die japanische »Hara hachi bu«-Methode anwenden und von Ihrem Lieblingsessen nur 80 Prozent essen. Reicht Ihnen das, sind Sie satt? Wichtig dabei: Sie müssen 20 Minuten warten, bis das Sättigungsgefühl einsetzt. Oder: Machen Sie in der Mitte der Mahlzeit eine Pause und fühlen Sie nach, wie satt Sie eigentlich schon sind. Ein Trick, um nicht automatisch eine weitere Portion auf den Teller zu schaufeln, wenn Sie Ihre Mahlzeit aufgegessen haben: Legen Sie das Besteck nach dem letzten Bissen auf dem Teller ab und schieben Sie den Teller ein paar Zentimeter von sich weg. So machen Sie anderen wie Gastgebern oder Kellnern und sich selbst deutlich, dass Sie keine weitere Portion brauchen. Wenn Sie sich nach dem Essen gut und energiegeladen fühlen, haben Sie die richtige Portion für sich gegessen.

SCHRITT 3: GENUSSFÄHIGKEIT TRAINIEREN

Was ist Ihr Lieblingsgericht? Beschreiben Sie, warum es so köstlich ist, wie es duftet, aussieht und schmeckt, wie die Temperatur oder Konsistenz ist. Versuchen Sie, Ihre nächsten drei Mahlzeiten so intensiv wie möglich wahrzunehmen und daraufhin zu prüfen. Ihre nächste Mahlzeit ist total langweilig, Kartoffeln mit Kräuterquark? Aber genau das ist es ja! Sie werden überrascht sein, wie viel intensiver Sie selbst unspektakuläre Gerichte wahrnehmen, Ihre Geschmacksknospen dadurch schulen und Essen bewusster genießen können. Gutes Essen kann so genussvoll sein, dass es uns glücklich und zufrieden macht. Geschmack und Qualität der Lebensmittel sind allerdings nicht allein dafür verantwortlich, dass wir Genuss beim Essen empfinden. Zeit, Ruhe und eine schöne Atmosphäre tragen maßgeblich zum genussvollen Essen bei. Nehmen Sie sich für jede Mahlzeit genug Zeit und verbannen Sie Handy, Tablet und jegliche Form der Ablenkung vom Esstisch. Wenn Sie essen, dann essen Sie – sind also absolut im »Hier und Jetzt«. Während des Essens machen Sie eine kleine Kauübung. Oft essen wir mit richtig viel Kohldampf und schlingen das Essen zu schnell herunter, ohne es richtig gut zu zerkleinern. Versuchen Sie die Nahrung im Mund 20 bis 30 Mal zu kauen, bevor Sie sie runterschlucken. Das Essen kann dadurch nicht nur leichter verdaut werden, wir essen auch langsamer und dadurch oft weniger.

Wenn es für Sie das Schönste ist, abends noch ein wenig vor dem Fernseher zu entspannen und während Ihrer Lieblingsserie (abgelenkt!) ein wenig zu naschen, ist das verständlich. Aber tun Sie dies zur richtigen Zeit: Machen Sie sich direkt nach dem Abendessen einen kleinen Dessertteller mit Obst oder eine kleine Schale mit Nusskernen und wandern Sie damit vor den Fernseher (und holen Sie *keinen* Nachschub, auch wenn die Serie noch so spannend ist). Direkt nach dem Essen ist ein Snack nicht so dramatisch, wie wenn wir ihn in den Esspausen zwischen den Mahlzeiten essen.

SCHRITT 4: IN SICH GEHEN

Kurze Meditationen vor dem Essen helfen dabei, Stress abzubauen und beim Essen nicht abgelenkt zu sein und dadurch auch nicht zu viel oder zu hastig zu speisen. Achtsamkeitsübungen oder Meditationen sind sehr hilfreich, wenn Sie zum Beispiel das Gefühl haben, dass eine stressbedingte Hungerattacke schon an der nächsten Ecke lauert. Und dafür brauchen Sie keine 20-Minuten-Meditation zu machen. Fangen Sie mit einer einfachen dreiminütigen Atemübung an. Dafür setzen Sie sich auf einen Stuhl oder auf den Boden auf ein Kissen. Sitzen Sie aufrecht und stabilisieren Sie sich (äußere Stabilität für mehr innere Stabilität). Schließen Sie die Augen und konzentrieren Sie sich nun auf Ihren Atem. Folgen Sie Ihrem Atem, atmen Sie dabei ruhig. Führen Sie Ihre Konzentration bei Ablenkungen jeglicher Art immer wieder zum Atem zurück. Vermutlich werden alle möglichen Emotionen oder Gedanken auftauchen, die Sie aber nicht bewerten und vorüberziehen lassen. Sie atmen, mehr nicht. Nach drei Minuten öffnen Sie die Augen und beenden die Meditation. Spüren Sie noch ein wenig nach. Gerade bestätigte eine neue Studie, dass auch Meditationen mithilfe von Meditationsapps die Konzentrationsfähigkeit verbessern.

SCHRITT 5: GUTEN GESCHMACK STÄRKEN

An dieser Stelle ein kleiner Test: Wenn Sie zu denen gehören, die sich seit Jahren gesund ernähren, ist es vermutlich lange her, dass Sie zum Beispiel eine Dosensuppe gekauft haben.

Krankheitsbedingt habe ich (Julie) aus der Not heraus nicht selbst eine Suppe zubereitet, sondern eine Fertighühnersuppe gekocht. Vielleicht lag es an der Sorte der Suppe, vielleicht an der Suppenmarke – sie schmeckte nach allem Möglichen, aber nicht gut. Die Suppe hatte zu viele Aromen und einen Beigeschmack, der sie wirklich ungenießbar machte.

Kochen mit frischen Lebensmitteln ist nicht nur gesünder, es schult auch Ihren Geschmackssinn – unnatürliche Aromen und Zusatzstoffe werden Ihnen bei verarbeiteten Lebensmitteln immer mehr auffallen. Umgekehrt funktioniert der Effekt ebenfalls. Durch die vielen Aromastoffe in unseren Lebensmitteln stumpfen Geschmacksnerven ab und wir benötigen immer intensivere Geschmackserlebnisse. Ihren Geschmackssinn schulen Sie, indem

Sie sortenreich einkaufen, sich bewusst durch diese probieren und sie achtsam wahrnehmen: Birnensorten, unterschiedliche Möhren (probieren Sie die Ursorten aus), Tomaten, Salate (schon einmal Castellfranco getestet?). Mit diesen Tipps gelingt es Ihnen, sich Schritt für Schritt an eine intuitive Ernährungsweise anzunähern, bei der Sie lernen, mehr auf die echten Bedürfnisse Ihres Körpers zu achten. Dazu gehört auch, wie Sie Überessen vermeiden.

AUSWÄRTS UND DAHEIM: WIE SIE ÜBERESSEN VERMEIDEN

Es gibt mehrere große »Zu viel gegessen!«-Fallen: zu Hause in Gemeinschaft zu essen sowie außer Haus zu speisen. Achten Sie in diesen beiden Situationen darauf, wirklich nur das zu sich zu nehmen, was Sie auch wirklich wollen, sprich: Schauen Sie auf Ihr individuelles Sättigungsgefühl.

Essen Sie zu Hause weder die Reste vom Herd noch die halb volle Brotbox der Kinder auf. Aber Lebensmittel wegwerfen? Schon richtig. Aber wenn Sie die Reste aufessen, wenn Sie eigentlich schon satt sind, ist auch niemandem geholfen. Frieren Sie alles ein, was Sinn macht. Stellen Sie auch noch die kleinsten Reste in den Kühlschrank. Nutzen Sie das »Nudging«-Prinzip. Das heißt: Kleine, fast beiläufige Veränderungen im Ernährungsumfeld sollen den Speiseplan umstellen. Nicht immer haben alle in der Familie Lust, genauso zielstrebig bei der Ernährungsumstellung mitzumachen wie Sie. Dann packen Sie Süßigkeiten, Chips und andere Kalorienbomben schwer zugänglich in den obersten Küchenschrank und deponieren Sie die bunt gefüllte Obstschale mitten auf den Küchentisch. Bequemlichkeit verführt dazu, das zu essen, was in Reichweite ist.

Wenn Sie gerade auf Gewichtsreduktion aus sind und ein Restaurant besuchen: Sie bestellen ein Wasser und trinken zuerst einmal

181

ein großes Glas, das für eine erste Sättigung sorgt. Dann schieben Sie den Brotkorb weit weg von sich. Ist man in Gespräche vertieft – besonders wenn es ein Geschäftsessen ist passiert es leichter, dass man unversehens den Brotkorb leer gegessen hat. Dessert? Nein, aber einen Espresso – und am Abend ohne Koffein bestellen.

Beim Buffet verhalten Sie sich einfach so, als wären Sie im Restaurant, nur sind Sie hier Ihr eigener Kellner. Sie wählen eine Vorspeise (kleiner Teller!), eine Hauptspeise (großer Teller, aber nur einer!), und wenn Dessert, dann ein gesundes (Obst).

Bei Einladungen, die zu Hause stattfinden, lehnen Sie nach dieser Speisefolge weitere Nachschläge ab. Sie sind nicht unhöflich, sondern einfach nur satt. Wenn Sie zum Beispiel Intervallfasten für sich entdeckt haben, gibt es Möglichkeiten, mit anderen zu speisen, wenn auch nicht auf demselben kulinarischen Niveau. Oder Sie gönnen sich in diesem Fall eine genussvolle Ausnahme.

WIE SIE SICH GESUND SCHLAFEN

Schlaf ist die beste Schlankheitsmedizin und ein echtes Lebenselixier. Menschen mit Schlafmangel sind dicker, kränker und älter. Wer im Durchschnitt weniger als sieben Stunden pro Nacht schläft, leidet häufiger an Krebs, Demenz, Infekten und Herz-Kreislauf-Erkrankungen. Wir brauchen die nächtlichen Ruhephasen, damit sich Geist und Körper, einschließlich des Verdauungsapparates, erholen können. Frauen sind häufiger von nächtlichen Schlafstörungen betroffen. Hier die wichtigsten Tipps für einen erholsamen Schlaf.

TIPP 1: SCHLAFFREUNDLICHE UMGEBUNG SCHAFFEN

Das Schlafzimmer sollte nicht zu warm und gut belüftet sein. Kühlere Temperaturen unter 18 Grad Celsius helfen Ihrem Körper, die

Stoffwechselprozesse herunterzufahren und auf das Repair- und Schlafprogramm umzuschalten. Das Bettzeug sollte leicht, die Nachtbekleidung bequem und atmungsaktiv sein, ebenso die Matratze. Räumen Sie Ihr Schlafzimmer auf und machen Sie es sich gemütlich: Sichtbare Aktenordner, Bügelkorb oder alles, was nach Arbeit aussieht, gehören nicht ins Schlafzimmer. Sie erinnern Sie nur an noch unerledigte Arbeiten. Sorgen Sie für eine komplette Abdunkelung, damit die Schlafhormone ihre Arbeit machen können. Lichtverschmutzung durch Straßenbeleuchtung, Fernseher, Radiowecker oder Nachtlampen stören das Ein- und Durchschlafen. Besonders ungünstig ist das blaue Licht von Mobiltelefonen, Tablets oder E-Books. Bitte alles auf Nachtmodus stellen.

TIPP 2: KÖRPER UND GEIST AUF SCHLAF VORBEREITEN

Es ist gut, sich vor dem Einschlafen zu »langweilen«, damit das Stresshormon Cortisol absinkt. Ungewöhnlich für uns, weil unser Alltag auf Effektivität gepolt ist. Langeweile ist aber genau das, was unser Gehirn benötigt, um abschalten zu können. Um gar nicht erst in Aufruhr zu kommen, sollten Sie negative Ereignisse vom Tag nicht direkt vor dem Zubettgehen besprechen. Machen Sie dies lieber mit ein paar Stunden Abstand, also beim Abendessen, auf der Couch oder im Restaurant. Falls Sie nachts doch vor Sorgen aufwachen und ins Grübeln kommen, machen Sie sich Notizen über das, was Sie so beschäftigt. Schreiben Sie alles auf, je genauer, desto besser, und lesen Sie Ihre nächtlich niedergeschriebenen Gedanken am Morgen in Ruhe durch. Oft gilt: Was zur Geisterstunde hoffnungslos erscheint, sieht bei Tageslicht schon ganz anders aus. Gehen Sie immer um dieselbe Zeit zu Bett und stehen Sie zur selben Zeit auf. Richten Sie sich dabei nach Möglichkeit nach Ihrem Chronotyp. Praktizieren Sie kleine entspannungsfördernde

Schlafrituale, wie ein warmes Entspannungsbad, eine angenehme Zehn-Minuten-Lektüre oder eine kurze Meditation. Bringen Sie Ihren Tagesablauf in einen rhythmischen Einklang. Falls Sie einen Mittagsschlaf machen, diesen bitte immer zur selben Zeit, am besten am frühen Nachmittag, und auf 20 Minuten begrenzen.

TIPP 3: EINSCHLAFHELFER

Gehen Sie bitte tagsüber vor die Tür, damit Ihr Hormonrhythmus im Takt bleibt. Gut drauf und schläfrig macht auch Sport (siehe Seite 186) – wenn Sie ihn denn zur richtigen Zeit machen, nämlich idealerweise bis vier Stunden vor dem Zubettgehen.

Nehmen Sie keine Schlaftabletten, da diese alle auf Dauer abhängig machen und mit ernsthaften Nebenwirkungen verbunden sind. Dies sollte nur in Ausnahmesituationen nach ärztlicher Verordnung erfolgen. Nehmen Sie Schlafmittel nicht zusammen mit Alkohol ein. Wenn Pillen, dann greifen Sie nach ärztlicher Konsultation sofern möglich eher zu pflanzlichen Präparaten, die Abhilfe schaffen können. Jamswurzel, Traubensilberkerze, Johanniskraut, Baldrian, Lavendelblüten, Hopfen, Passionsblume oder Melisse wirken beruhigend als Duft, Badezusatz oder Tee.

TIPP 4: ESSEN UND SCHLAF

Sechs Stunden vor dem Zubettgehen sollten Sie keine koffeinhaltigen Getränke mehr trinken oder solcherlei Medikamente einnehmen. Auch bitte keinen Alkohol trinken, weil dieser Sie möglicherweise schneller einschlafen lässt, aber das Durchschlafen behindert. Essen Sie nicht zu spät, am besten vier Stunden vor dem Schlafengehen. Das Abendessen sollte mit einem Eiweißanteil von 20 Prozent sättigend sein und aus langsam zu verdauenden Eiweißen aus Milchprodukten bestehen. Besonders geeignet als abendliche Proteinquelle ist fetter Fisch mit seinen vielen guten Omega-3-Fettsäuren und Vitamin D. Dies haben norwegische Forscher bei einer Studie im Jahr 2014 entdeckt (51): Landsmänner, die dreimal pro Woche Fisch wie Atlantiklachs gegessen haben, wiesen einen besseren Schlaf auf als Norweger, die abends Hähnchen, Schweine- oder Rindfleisch zu sich genommen hatten. Speisen, die Sie nicht vertragen und Ihnen Magendrücken verursachen, sind am Abend tabu. Beobachten Sie mithilfe Ihres Notizbuches, bei welchen Speisen das wiederholt der Fall ist. Einigen Nahrungsmitteln wird eine schlaffördernde Wirkung zugesprochen, weil sie beruhigende Stoffe wie Melatonin oder Tryptophan enthalten. Dazu zählen Mandel- und Walnusskerne, aber auch das bekannte Glas Milch. Figurfreundlicher ist ein Kamillentee oder eine Teemischung aus Baldrianwurzel, Hopfenzapfen, Melissenblättern und Lavendelblüten. Wenn Sie es lieber süß mögen: Wissenschaftlern zufolge wirken Kiwis und Kirschen ebenfalls schlaffördernd.

TIPP 5: GUTER SCHLAF BRAUCHT GEDULD

Ein qualitativ hochwertiger Schlaf kommt leider nicht per Overnightexpress. Seien Sie geduldig. Es dauert vermutlich ein paar Wochen, bis Sie herausgefunden haben, an welchen Stellschrauben Sie drehen oder welchen Weg Sie gehen müssen, um wieder zu einem gesunden Schlaf zu finden. Wer mehr als drei Monate lang dreimal pro Woche schlecht schläft, sollte sich aufgrund der gesundheitlichen Risiken ärztliche Hilfe holen. Ursache einer anhaltenden Schlafstörung kann mitunter eine Erkrankung wie eine Schilddrüsenüberfunktion oder eine Depression sein. Auch die Wechseljahre tragen ihr Übriges dazu bei. Die Einnahme von Hormonen hilft dann meist schnell und gut, weil Progesteron einen sehr sedierenden und schlaffördernden Effekt hat.

BEWEGUNG HÄLT GESUND

Sie wissen es natürlich: Unser Gewicht in Balance zu bringen ist effektiver, wenn wir uns nicht nur gesund ernähren (Kalorien reduzieren), sondern auch Sport treiben (Kalorien verbrennen). Durch Sport stärken wir unsere Muskulatur. Mehr Muskelmasse bedeutet, dass unser Grundumsatz steigt und wir auch in Ruhephasen mehr Energie verbrauchen. Ein schlagendes Argument für Sport in Sachen Gewichtsmanagement: Jedes Kilogramm Muskulatur verbrennt zusätzliche 100 Kalorien pro Tag. In Deutschland bewegt sich jeder Zweite zu wenig und erreicht nicht die Empfehlungen für körperliche Aktivität der WHO. Diese lautet für das optimale Pensum pro Woche: Insgesamt 150 Minuten Ausdauersport und zweimal 20 Minuten Krafttraining.

Obwohl viele im Fitnessstudio Mitglied sind – 2018 waren über elf Millionen Deutsche in einem der mehr als 9.000 Studios angemeldet – und jeder weiß, wie wichtig Sport ist, schaffen es viele nicht. Die Gründe dafür kennen wir alle: Arbeitszeiten, Termine oder familiäre Verpflichtungen stehen uns meistens im Weg, um die Sporttasche zu packen und loszulegen. Oft steht uns aber auch einfach der Schweinehund im Weg. Es braucht also auf verschiedenen Ebenen ein paar Tricks, um in den Sportflow zu kommen.

KONKRET WERDEN

Sport irgendwann einzuschieben funktioniert meist nicht. Deshalb speichern Sie sich in Ihrem Smartphone (mit Reminder!) einen festen Tag in der Woche mit Uhrzeit ein, an dem Sie trainieren. Setzen Sie sich ein konkretes Ziel wie: »Jeden Sonntag vor dem gemütlichen Frühstück walke ich 45 Minuten durch den Park« oder: »Jeden Dienstag vor der Arbeit gehe ich eine Stunde zum Pilates«. Das hilft dabei, sich nicht vom Vorhaben abbringen zu lassen. Nehmen Sie den Sport so wichtig wie Zähneputzen oder eine schöne Verabredung in Ihrem Lieblingsrestaurant.

Bewerten Sie Ihre sportliche Aktivität positiv. Also bitte nicht denken: »Oh Gott, morgen früh ist Pilates um 8 Uhr!«, sondern: »Ich gehe morgen früh zum Pilates, damit ich fitter werde und mich besser fühle!«. Wenn Sie sich dafür entscheiden, wie beim genannten Beispiel, am Morgen Sport zu treiben, dann ist es eine gute Idee, vorher nicht zu frühstücken. Eine Studie der Universitäten Bath und Birmingham aus dem Jahr 2019 (52) fand heraus, dass die Probanden, die vor dem Frühstück nüchtern Sport machten, doppelt so viel Fett verbrannten wie die Gruppe, die erst nach dem Frühstück sportelte. Denn der Blutzuckerspiegel verbessert sich, wenn man vor dem Frühstück trainiert.

Setzen Sie sich auch beim Sport realistische Ziele, so verringern Sie Frustrationen. Also nicht die große Runde beim Joggen, bei der Ihnen nach 20 Minuten die Puste ausgeht. Wenn Sie 20 Minuten easy schaffen, können Sie die Laufrunden peu à peu verlängern.

CLEVER PLANEN

Wir sind von Natur aus auf Bewegung programmiert. Deshalb ist »sitzen« wirklich »das neue Rauchen«. Mehr als acht Stunden Sitzen am Tag erhöht das Sterberisiko um 80 Prozent. Wer einen Bürojob hat, der verbringt zwangsläufig diese Zeit auf seinem Stuhl. Was also tun? Eine neue Studie aus dem Jahr 2019 fand heraus (53), dass man acht Stunden sitzen durch fünf Stunden körperliche Bewegung in der Woche ausgleichen kann. Das sind doch schon einmal gute Nachrichten. Aber gleich fünf Stunden? »Körperliche Bewegung« ist das Stichwort, also nicht zwingend fünf Stunden »Hanteltraining« oder »Spinning«. Schreiben Sie in Ihrem Notizbuch auf, welche Bewegungsformen oder Sportarten für Sie infrage kommen. Wie zum Beispiel: Spazierengehen (am besten im Park für den Anti-Stress-Effekt), ein Barre-Kurs (trainiert die Tiefenmuskulatur optimal), Radfahren (nutzen Sie jede Strecke, die machbar ist). Und dann schauen Sie, wann körperliche Bewegung *realistisch* in Ihrem Alltag umsetzbar ist, und legen Sie sich *konkret* fest. Wichtig zu wissen: Ist Ihr Alltag unter der Woche zu stressig, können Sie Ihr Sportprogramm auch am Wochenende umsetzen.

SPASS HABEN

Sport nur als Quälerei ist sinnlos. Es ist wie bei der gesunden Ernährung: Sie essen mehr gesunde Sachen, wenn Sie vorher herausgefunden haben, dass sie Ihnen schmecken. Wenn Sie noch keinen Favoriten gefunden haben, dann machen Sie sich auf die Suche nach dem Sport, der Ihnen »schmeckt«. Das garantiert nicht nur Zufriedenheit, sondern auch, dass Sie am Sportprogramm dranbleiben. Um sich auszuprobieren, sind zum Beispiel Sportclubmitgliedschaften zu empfehlen, bei denen man nach Lust und Laune diverse Sportstudios in der Stadt aufsuchen kann. So lernen Sie eine Bandbreite an unterschiedlichen Geräten, Kursen und Lehrern kennen und probieren Sportarten aus, auf die man sonst nicht gleich kommen würde, wie Klettern oder Tanzen. Und: Hören Sie auf Ihr Gefühl. Meistens wissen wir sehr genau, welcher Sport heute gerade für uns besonders gut ist und welcher gar nicht geht. Sind Sie gestresst oder bedrückt, ist Bewegung gerade richtig, erhöht doch Sport die Konzentration von Dopamin, Serotonin und Noradrenalin im Blut. Bereits ältere Untersuchungen haben herausgefunden, dass 30 Minuten Joggen pro Woche ähnlich wirkt wie ein Antidepressivum (54). Wenn Sie unkonzentriert sind, dann reicht übrigens schon zehn Minuten einfaches Spazierengehen, um Ihre Neuronen besser zu vernetzen und die Lern- und Merkfähigkeit zu erhöhen. Kurze Strecken fahren Sie nicht mit den neuen Leih-E-Scootern, wenn es nicht wirklich sein muss. Technik kann aber bei der Unterstützung der täglichen körperlichen Bewegung hilfreich sein, und zwar in Form von Trackingarmbändern, Schrittzählern oder Fitness-Apps.

Sie haben bis hierher eine Vielzahl von Empfehlungen von uns erhalten, die für die meisten Frauen gelten. Im Folgenden haben wir Ihnen Ratschläge für bestimmte Sonderfälle zusammengestellt.

DAS RICHTIGE HORMONFUTTER

Auf Seite 91 konnten Sie lesen, dass Hormonstörungen die Ursache für Übergewicht sein können. Ein Hormoncheck beim Arzt bringt Klarheit: Getestet werden sollten die Sexualhormone, Schilddrüsenhormone, Selenspiegel, Blutfette, Blutzucker und Insulin. Aus den Nüchternwerten von Blutglukose und Insulin kann zudem der HOMA-Index bestimmt werden, der einen Hinweis auf eine Insulinresistenz geben kann. Ob und welche hormonellen oder auch nichthormonellen Behandlungen sich dann aus Ihren individuellen Testergebnissen ableiten, die Ihnen dabei helfen können, an Gewicht abzunehmen, entscheidet Ihr Arzt zusammen mit Ihnen.

Es gibt Hormonstörungen, die durch eine falsche, meist einseitige Ernährung bedingt sind. Viele Hormonveränderungen und deren körperliche Auswirkungen lassen sich durch eine entsprechende Ernährung wieder in den Griff bekommen – oder aber Sie können sie von vorneherein verhindern und abmildern. Was Sie selbst über die »Zutaten« für ein erfolgreiches Gewichtsmanagement (siehe Seite 141) hinaus für eine gute Hormonbalance, Beschwerdefreiheit und Gewichtskontrolle tun können, darum geht es in den folgenden Abschnitten.

FUTTER FÜR DIE SCHILDDRÜSE

Jod und Selen sind wichtige Spurenelemente, die unser Körper benötigt, damit unsere Schilddrüse richtig arbeiten kann. Wenn diese nicht in ausreichender Menge mit der Nahrung aufgenommen werden, kommt es zu einer Schilddrüsenunterfunktion. Übergewicht und ein unschöner Kropf können die Folge sein. Wir benötigen 180 bis 200 Mikrogramm Jod pro Tag, das wir mit der Nahrung aufnehmen sollten. Unsere Schilddrüse ist allerdings in der Lage, Jod zu speichern: Bei guter Jodversorgung kann sie einen Vorrat anlegen, der für drei bis sechs Monate ausreicht. Es ist daher nicht tragisch, wenn an einigen Tagen in der Woche der Wert von 180 bis 200 Mikrogramm nicht erreicht wird.

Wie genügend Jod aufnehmen?

Deutsche Ackerböden haben kaum Jod, weshalb man die Jodierung von Speisesalz zugelassen hat. Durch den vermehrten Einsatz von jodhaltigen Mineralstoffgemischen im Tierfutter tragen außerdem Milchprodukte und Eier erheblich zur Jodversorgung bei. Deutschland ist zwar kein Jodmangelland mehr, jedoch liegt bei etwa 30 bis 45 Prozent der erwachsenen Frauen und Männer die tägliche Jodzufuhr unterhalb des mittleren Bedarfs.

Um keinen Jodmangel aufkommen zu lassen, sollten Sie daher beim Kochen jodiertes Speisesalz verwenden sowie Brot, Backwaren und Käse kaufen, die mit Jodsalz hergestellt sind. Eier, Milch und Milchprodukte wie Joghurt, Quark und Hüttenkäse, sind sehr gute Jodlieferanten. Allerdings schwanken hier die Jodgehalte sehr. In Biomilch findet sich meist weniger Jod als in konventioneller Milch.

Meeresalgen, Seetang, Meeresfische und andere Meerestiere sind sehr reich an Jod. Meerestiere wie Scholle, Seezunge, Rotbarsch,

Kabeljau, Makrele, Muscheln, Garnelen und Krabben, gehören dazu und sollten einmal pro Woche auf Ihrem Speiseplan stehen. Süßwasserfische wie Forelle, Hecht, Karpfen, Saibling, Stör oder Zander, enthalten dagegen kaum Jod. Wenn Sie keinen Fisch mögen oder sich vegan oder vegetarisch ernähren, können Sie auf Meeresalgen zurückgreifen: Hohe Konzentrationen an Jod sind zum Beispiel in der Braunalge (Wakame, Hijiki, Arame, Kombu) enthalten. Diese werden beispielsweise in getrocknetem Zustand als Würzmittel eingesetzt oder kommen auch in Asia-Knabbereien vor. Die für die Sushiherstellung verwendeten Rotalgen (wie Nori-Algen) enthalten hingegen weniger Jod. Da der Jodgehalt der Algen mitunter sehr hoch sein kann (ein Gramm getrocknete Algen kann bereits die tägliche maximale Aufnahmemenge von 500 Mikrogramm überschreiten), sollten Sie die Nährstoffangaben sorgfältig durchlesen und Algen wohldosiert einsetzen.

Weitere gute Jodquellen sind manche Heil- und Mineralwässer, insbesondere für Menschen, die weder Algen noch Fisch oder Milchprodukte mögen. Unser Trinkwasser hingegen ist kein guter Jodlieferant und weist ein deutliches Nord-Süd-Gefälle auf (im Norden befindet sich mehr Jod im Trinkwasser als im Süden).

Schwangere und Stillende benötigen aufgrund der erhöhten Stoffwechsellage einen erhöhten Bedarf von 230 bis 260 Mikrogramm pro Tag. Dieser muss meist durch entsprechende Jodtabletten ausgeglichen werden. Die Einnahme von Jodtabletten ist nur für bestimmte Risikogruppen notwendig und zulässig. Daher sollte dies immer mit dem Arzt besprochen und von ihm verordnet werden, da ein Zuviel an Jod zu einer Vergiftung führen kann. Durch eine normale Ernährung ist das allerdings nicht zu fürchten. Man kann diesen toxischen Bereich nur mit der Einnahme von Jodtabletten oder einem Zuviel der getrockneten Algen erreichen. Eine maximale tägliche Aufnahme von 500 Mikrogramm Jod gilt als sicher, auch für Menschen, die auf eine Jodbelastung empfindlich reagieren. Diese Menge wird durch die normale Ernährung und die Verwendung von Jodsalz nicht überschritten. Manche Pflanzen wie Kohl, Rettich, Mais und Hirse können die Aufnahme von Jod verhindern. Dies kann jedoch meist nur unter stark einseitiger Ernährung der Fall sein. Auch bei Menschen mit Schilddrüsenerkrankungen und einer gewissen »Jodunverträglichkeit« ist meist keine Jodbeschränkung notwendig. Eine normale Ernährung und jodhaltiges Speisesalz können auch sie verwenden.

Wie genügend Selen aufnehmen?

Selen ist ein wichtiges Spurenelement, das unser Körper zum Abbau freier Radikale im Gewebe benötigt. Bei der Produktion der Schilddrüsenhormone fallen in der Schilddrüse große Mengen dieser oxidativen Substanzen an, die Entzündungsreaktionen und Fehlfunktionen der Schilddrüse verursachen können, wenn sie nicht abgebaut werden. Selen muss also in ausreichender Menge mit der Nahrung aufgenommen werden. Wie die Versorgung in Deutschland allerdings aussieht, kann niemand so genau sagen, da die Selenversorgung in den großen Ernährungsuntersuchungen nicht analysiert wurde. Man geht jedoch davon aus, dass ein Selenmangel bei vielen Menschen eher nicht anzutreffen ist. Das Tierfutter darf in Europa mit Selen angereichert werden, sodass Lebensmittel wie Fleisch, Fisch oder auch Eier zuverlässige Selenlieferanten sind. Da unsere Böden relativ wenig Selen enthalten, sind die meisten pflanzlichen Lebensmittel eher arm an Selen.

Es gibt aber auch Pflanzen, die in einem besonderen Maße Selen anreichern können. Hierzu zählen der Paranussbaum, demnach enthalten Paranusskerne viel Selen, ebenso wie Kohlsorten (wie

Brokkoli, Weißkohl) und Zwiebelgemüse (wie Knoblauch, Zwiebeln). Pilze, Spargel und Hülsenfrüchte wie Linsen können einen hohen Selengehalt aufweisen, wobei der Gehalt je nach Anbaugebiet variieren kann. Mit einer normalen Ernährung können Sie auch als Vegetarierin Ihren täglichen Selenbedarf von 60 bis 70 Mikrogramm decken. Eine Überdosierung von Selen (mehr als 300 Mikrogramm pro Tag) macht krank, daher sind Selenpillen nur bei einem Mangel einzunehmen und wenn eine Krankheit behandelt werden soll. Dies kann bei bestimmten Autoimmunkrankheiten, wie der Hashimoto-Thyreoditis, der Fall sein. Liegt eine Hormonstörung der Schilddrüse vor, sollte überprüft werden, ob ein Selenmangel vorhanden ist. Sie sollten dann zusammen mit Ihrem Arzt oder in einer Ernährungsberatung prüfen, ob Sie genügend mit Selen versorgt sind oder ob eine Einnahme von Selentabletten sinnvoll ist.

FRUCHTBARKEITSFUTTER

Wenn es mit einer Schwangerschaft nicht so richtig klappen will, vermehrt Fehlgeburten aufgetreten sind oder Zyklusunregelmäßigkeiten bestehen, kann eine Unterfunktion der Schilddrüse die Ursache der Probleme sein. Ist zu wenig Schilddrüsenhormon im Blut, führt das im Gehirn zu einer vermehrten Produktion der regulatorischen Hormone TRH und TSH, die die Schilddrüse anfeuern. Dies bewirkt aber auch eine Stimulation des Hypophysenhormons Prolaktin, das die Fruchtbarkeit und die Follikelentwicklung im Ovar empfindlich stört. Also sollten Sie Ihre Schilddrüse mit genügend Jod und Selen füttern. Jodhaltiges Salz, Seefisch, Algen und Milchprodukte sind sehr gute Jodlieferanten. Ihren Selenbedarf decken Sie über Brokkoli oder andere Kohlsorten, Zwiebel, Knoblauch, Pilze, Spargel und Hülsenfrüchte.

Über Selen gab es schon viele Diskussionen, jedoch ist bewiesen, dass Selen folgende gute Eigenschaften besitzt: Es fördert gesundes Haar- und Nagelwachstum, unterstützt das Immunsystem, schützt Zellen vor oxidativem Stress und somit vor einer vorzeitigen Alterung. Es trägt zudem zu einer normalen Schilddrüsenfunktion bei, was für die Fruchtbarkeit der Frau essenziell ist. Jedoch müssen Männer auch ausreichend mit Selen versorgt sein, denn sonst bilden sich zu wenig Spermien und die Zeugungsfähigkeit nimmt ab. In einer Studie der Universität Teheran (55) mit knapp 500 unfruchtbaren Männern hat die tägliche Einnahme von 200 Mikrogramm Selen dazu geführt, dass sich die Spermienqualität hinsichtlich der Anzahl normaler Spermien und ihrer Beweglichkeit signifikant verbessert hat.

BESSERE CHANCEN AUF EIN BABY

Übergewicht und Adipositas (das trifft für Frauen wie für Männer zu) vermindert die Fruchtbarkeit. Sie meinen, dann kann man ja auch moderne Techniken der künstlichen Befruchtung nutzen? Das ist prinzipiell richtig, jedoch sind die Erfolgsaussichten gering, wenn Sie nicht zusätzlich Ihre Ernährung ändern und auch mehr Bewegung in Ihr Leben bringen.

In einer randomisierten Studie (56), die 2015 im »Journal of Clinical Endocrinology & Metabolism« veröffentlicht wurde, reduzierten 50 Frauen mit PCO (siehe Seite 92) ihr Gewicht um sieben Prozent innerhalb von vier Monaten. Sie erhielten dann ein Medikament (Clomifen) zur Stimulation der Eierstöcke und Auslösung des Eisprungs. Die Vergleichsgruppe (49 Frauen mit PCO) bekam die Antibabypille für vier Monate und dann das gleiche Medikament zur Auslösung des Eisprungs. 13 der 50 Frauen mit Gewichtsreduktion haben ein Baby geboren, während es in der Kontrollgruppe ohne Gewichtsreduktion nur bei fünf von 49 Frauen mit dem Baby geklappt hat. Durch die Gewichtsreduktion haben sich bei den Frauen die Insulinresistenz und auch die Blutfettwerte verbessert.

Bei einer anderen, griechischen Studie aus dem Jahr 2018 (57) verloren die Probanden durch mediterrane Ernährung an Gewicht. Danach waren die Methoden einer künstlichen Befruchtung erfolgreicher. Einige Paare konnten sogar gänzlich auf die Dienste der Reproduktionsmediziner verzichten, weil sich sowohl die Spermienqualität als auch die weibliche Fruchtbarkeit gebessert hatten. Sprich: Der Speck muss weg. Hinreichend bekannt und dennoch muss man es leider manchmal eigens dazusagen: Auch von Alkohol und Zigaretten sollten Sie unbedingt die Finger lassen.

Chancen auf ein Baby verbessern Sie mit dem in Früchten und Nüssen enthaltenen Wirkstoff Resveratrol. Dieser sekundäre Pflanzenstoff verbessert die Hormonwerte von Frauen mit PCO deutlich. Forscher der Universität Posen (58) haben bei einer randomisierten Studie aus dem Jahr 2016 entdeckt, dass dieses natürliche Polyphenol, das in Trauben, Nusskernen und anderen Beeren vorkommt, die Bildung von Testosteron hemmt und auch die Insulinresistenz verbessert. Die Frauen mit PCO haben Resveratrol als Nahrungsergänzungsmittel (eine Kapsel von 1500 mg täglich) über drei Monate eingenommen. Dies hat bei 23 Prozent der Frauen die Hormonspiegel deutlich gebessert. Hohe Konzentrationen von Resveratrol befinden sich in der Schale von roten Weintrauben, Him-, Heidel- und Preiselbeeren sowie Erdnusskernen.

Sekundären Pflanzenstoffen (siehe Seite 50) werden weitere gesundheitsfördernde Wirkungen zugeschrieben. Sie schützen beispielsweise vor verschiedenen Krebsarten und senken den Blutdruck. Sie wirken auch gegen erektile Dysfunktion. Wissenschaftler der Harvard Medical School haben für eine 2016 veröffentlichte Studie mehr als 25.000 Männer um die 60 Jahre über zehn Jahre hinweg beobachtet (59). Die Männer mit dem höchsten Obstverzehr hatten ein um 14 Prozent geringeres Risiko, eine erektile Dysfunktion zu entwickeln. Obstsorten wie Erdbeeren, Heidelbeeren, Weintrauben, Äpfel, Birnen und Zitrusfrüchte standen auf dem täglichen Speiseplan der sexuell fitten Männer.

ESSEN GEGEN PERIODENSCHMERZEN

Die Ursachen starker Schmerzen bei der Regelblutung sind vielfältig und der Gang zum Frauenarzt liegt auf der Hand. Wenn Sie davon betroffen sind, können Sie durch eine richtige Ernährung selbst etwas dagegen tun. Die Schmerzen bei der Periode werden über Gewebehormone, die sogenannten Prostaglandine, vermittelt. Prostaglandine befeuern entzündliche Prozesse im Körper und sind auch bei Rheuma für die Gelenkschmerzen verantwortlich. Diese Hormone werden aus ungesättigten Fettsäuren aus der Omega-6-Familie gebildet. Unser Darm nimmt diese Arachidonsäuren aus Nahrungsmitteln tierischen Ursprungs (wie fettreiches Fleisch, Fleisch von Allesfressern wie Schweinen, Innereien, Schmalz, Eier oder Vollmilchprodukte) auf.

Deshalb gilt: Eine Einschränkung des Verzehrs tierischer Nahrungsmittel senkt den Arachidonsäurespiegel in den Zellen unseres Körpers und vermindert so die Bildung von Entzündungshormonen. Dieser Effekt wird noch verstärkt, wenn Sie zusätzlich mehr Omega-3-Fettsäuren in Form der Eicosapentaensäure (EPA) zu sich nehmen, da EPA die Bildung der Prostaglandine hemmt. Sie sollten auch genügend Vitamin E, Vitamin C, Zink und Selen aufnehmen, weil sie durch ihre antioxidative Wirkung ebenfalls Entzündungsprozesse abmildern.

Keine Sorge: Sie müssen nicht zur Vegetarierin werden. Greifen Sie lieber auf mageres Fleisch, Fleisch von Pflanzenfressern (wie Rind, Kalb, Reh) und fettarme Milchprodukte oder Sojamilch zurück. Sie sollten nicht mehr als vier Eier und maximal zwei Portionen Fleisch pro Woche essen. Günstige Eiweißquellen sind Fische wie Hering, Lachs, Makrele, Scholle oder Rotbarsch, da sie viel EPA enthalten. Empfehlenswerte Öle sind Lein- und Rapsöl, da hier eine optimale Omega-3- zu Omega-6-Fettsäurenverteilung vorliegt.

GEWICHTSKONTROLLE UND ESSEN FÜR MAMIS

Während der Schwangerschaft sollten Sie nicht hemmungslos schlemmen. Am besten essen Sie die gleichen Mengen wie zuvor und achten nun mehr auf die Qualität Ihres Essens. Wenn Sie sich sportlich betätigen (optimal sind fünf Tage die Woche moderates Training), dann darf es ruhig etwas mehr als vor der Schwangerschaft sein. Die Betonung liegt jedoch auf »etwas«. Zur Erinnerung (siehe Seite 99): Bei einem normalen Ausgangsgewicht sollte eine Schwangere zwischen 10 und 16 Kilogramm an Gewicht zunehmen. Frauen, die übergewichtig sind, sollten deutlich weniger und je nach Ausgangsgewicht zwischen sechs und zehn Kilogramm zunehmen. Aber bitte nicht auf die Idee kommen, während einer Schwangerschaft abnehmen zu wollen. Sonst riskieren Sie möglicherweise die Gesundheit Ihres Kindes. Sehr gute Handlungsempfehlungen finden Sie auf der Website des Netzwerks »Gesund ins Leben«, einer Initiative des nationalen Aktionsplans »In Form«. Sie merken sich dazu den Satz *Für zwei denken, jedoch nicht für zwei essen.*«

WELCHE VITAMINE UND ZUSATZSTOFFE SIND NÖTIG?

Was Vitamine und Nährstoffe angeht, müssen Sie lediglich Folsäure (400 Mikrogramm) und Jod (150 Mikrogramm) zusätzlich als

Pillen zuführen. Alles andere erhalten Sie über eine gesunde und abwechslungsreiche Ernährung. Wenn Sie sich vegan ernähren, ist eine ernährungsmedizinische Beratung zu empfehlen. Meist muss dann auch Vitamin B_{12} substituiert werden. Wenn Sie nicht in die Sonne gehen oder es gerade Winterzeit ist, sollten Sie zudem 800 IE (Internationale Einheiten) an Vitamin D als Pille einnehmen. Wenn Sie keinen fetten Fisch wie Makrele, Hering und Sardinen mögen, die einmal pro Woche auf dem Speiseplan stehen sollten, dann greifen Sie zu Omega-3-Fettsäuren in Form von täglich 200 Milligram DHA (Docosahexaensäure) als Kapsel.

Noch ein Hinweis: Fisch ist zwar grundsätzlich eine gute Eiweißquelle, bitte verzichten Sie jedoch als Schwangere gänzlich auf Raubfische. Sie stehen am Ende der Nahrungskette, sodass sich Schadstoffe, die leider mehr und mehr in den Weltmeeren und Gewässern vorzufinden sind, dort anreichern. Grundsätzlich gilt: Je älter und je größer der Fisch, desto mehr Quecksilber enthält er. Eine hohe Belastung liegt zum Beispiel in Schwertfisch, Thunfisch, Schillerlocke (geräucherter Bauch vom Dornhai) und Hecht vor.

Sie sollten sich ebenso vor Infektionen durch Lebensmittel schützen und Folgendes beachten: Rohe tierische Lebensmittel sind für Sie wegen der Toxoplasmosegefahr tabu. Also kein blutiges Steak, kein Tartar und keine Rohwurst wie Salami oder rohen Schinken essen. Räucherfisch und Weichkäse, ebenso Rohmilch bergen ein erhöhtes Risiko, schädliche Listerien zu enthalten, und sind ebenso von Ihrem Menü zu streichen. Auch auf das morgendliche weiche Ei oder Spiegelei sollten Sie in der Schwangerschaft verzichten. Eier sollten nur gegessen werden, wenn Eiweiß und Eigelb durch Erhitzen fest geworden sind. Ansonsten riskieren Sie eine Salmonelleninfektion. Alle Speisen sollten frisch zubereitet und erhitzt worden sein.

Wie steht es mit Kaffee? Die europäische Lebensmittelbehörde benennt 200 Milligramm Koffein pro Tag als sicher. Zwei große Tassen Filterkaffee mit je 200 Milliliter sind also in Ordnung, ebenso wie vier große Tassen schwarzer oder grüner Tee.

Sollen Sie sich zur Allergieprävention allergenarm (wie gluten- oder laktosefrei) ernähren? Dies schützt Ihr Kind auf keinen Fall vor einer Allergie. Auch die Einnahme von Prä- oder Probiotika bringt nichts. Hingegen haben Omega-3-Fettsäuren einen präventiven Effekt und sollten daher in Form von fettem Fisch oder als Kapseln konsumiert werden.

Alkohol und Rauchen sind absolute Tabus und können selbst in kleinen Mengen ungeahnte Schäden beim Kind hinterlassen.

STILLEN

Die positiven Effekte von Stillen auf die Gesundheit des Kindes und die Figur und das Gewicht der Mutter haben wir ab Seite 101 ausführlich beschrieben. Stillen Sie Ihr Kind nach Möglichkeit sechs Monate oder gerne auch länger. Auch Ihre Taille wird es Ihnen danken.

GESUND DURCH DIE WECHSELJAHRE

Schlank und beschwerdefrei durch die Wechseljahre zu kommen ist kein Traum, sondern machbar. Allerdings passiert das in den seltensten Fällen von alleine. Eine Behandlung mit Hormonen (MHT: Menopausale Hormontherapie) kann viele Beschwerden, wie Hitzewallungen und Schlaflosigkeit, abfangen und auch das Gewichtsmanagement positiv unterstützen (siehe Seite 108). Allerdings schützt eine MHT nicht vor einer Gewichtszunahme, wenn wir zu viel essen und zunehmend »bewegungsfauler« werden. Viele Frauen in den Wechseljahren nehmen keine Hormone, weil sie die Nebenwirkungen fürchten oder Erkrankungen bestehen, die eine MHT verbieten.

ZUR PFLANZENESSERIN WERDEN

Hitzewallungen können Sie auch durch Ernährung lindern oder verschwinden lassen. Die sogenannten östrogenähnlichen Stoffe aus Pflanzen (Phytoöstrogene, siehe Seite 111) schaffen hier Abhilfe (Sojamilch oder -mehl, Tofu, Rotklee, Leinsamen und Hopfen). Hitzewallungen können auch durch eine Insulinresistenz bedingt sein. Hier helfen ebenfalls Phytoöstrogene, insbesondere aus Sojaprodukten. Sie können die Insulinresistenz verbessern. Gut bewährt hat sich Salbei, denn die ätherischen Öle hemmen die Schweißproduktion (Salbeitee). Auch Naturheilmittel aus Traubensilberkerze, Hopfen und Frauenmantel können unterstützen. Wissenschaftler haben in einer 2017 veröffentlichten Studie herausgefunden, dass das Menopausenalter davon abhängt, wieviel pflanzliche Proteine eine Frau täglich zu sich nimmt (60). Als sehr günstig hat sich erwiesen, wenn Frauen rund sechs bis sieben Prozent ihres täglichen Kalorienbedarfes durch pflanzliche Proteine decken. »Mit Müsli gegen Menopause« titelte daher ein aktueller Artikel der Ärztezeitung. Nusskerne, Samen und damit auch Cerealien sind hervorragende pflanzliche Proteinlieferanten, auch Amarant, Quinoa, echter Buchweizen und Hanfsamen zählen dazu, ebenso wie Hülsenfrüchte (Sojabohnen und deren Erzeugnisse, Bohnen allgemein, Linsen, Erbsen, Süßlupine) und Getreide wie Reis, Mais, Hafer, Weizen, Roggen, Dinkel, Gerste und Hirse.

STOFFWECHSEL ANHEIZEN UND MUSKELN FÜTTERN

Wer in der Menopause sein Gewicht halten will, muss etwas für sich tun. Sie sollten sich vor Augen führen, dass mit jedem Lebensjahr auch sämtliche Stoffwechselvorgänge langsamer ablaufen und der Ruheumsatz abnimmt. Das bedeutet konkret: Im Alter von 50 Jahren brauchen wir durchschnittlich täglich etwa 400 Kilokalorien weniger als noch mit 25 Jahren. Es ist daher unmöglich, dass wir unser ganzes Leben lang gleich viel essen und nicht zunehmen. Körperliche Aktivität ist wichtig und gut, aber kaum eine Frau schafft es, täglich 400 Kalorien zusätzlich durch Sport zu verbrauchen – schon gar nicht mit zunehmendem Alter. Je älter man wird, desto größer sind die Chancen, dass Gelenkprobleme oder andere Zipperlein unsere körperliche Aktivität beschränken. Essenziell ist es daher, dass Sie Ihren Grundumsatz und täglichen Energieverbrauch gut kennen. Viele Frauen schätzen diesen übrigens viel zu hoch ein. Als Nächstes sollten Sie dafür sorgen, dass Ihr Grundumsatz nicht abbaut, sondern eher gesteigert wird, damit Sie, ohne zu hungern, auch künftig schlank bleiben.

PROTEINZUFUHR ERHÖHEN ...

Eine Strategie, die funktioniert und an die wir uns seit Jahren mit Erfolg halten: Mit der Zusammensetzung der Makronährstoffe Eiweiß, Fett und Kohlenhydrate im Hinterkopf unbedingt genügend Eiweißstoffe zu sich zu nehmen. Das ist gerade mit zunehmendem Alter von großer Bedeutung, weil dann auch die Resorption von Proteinen im Darm nachlässt. Idealerweise sollten Sie ab den Wechseljahren die tägliche Proteinzufuhr erhöhen. Reichen in jungen Jahren noch 0,8 Gramm Protein pro Kilogramm Körpergewicht aus, sollten es ab der Menopause ein Gramm Protein pro Kilogramm Körpergewicht sein. Proteine sind das Muskelfutter schlechthin und wirken dem altersbedingten Muskelabbau entgegen. Muskeln machen zudem nicht nur eine schöne Körpersilhouette, sondern sind die Energiekraftwerke unseres Körpers. Sie verbrauchen im Ruhezustand viermal so viel Kalorien wie Fettgewebe und halten damit unseren Stoffwechsel auf Trab. Zudem benötigt die Nahrungsaufschlüsselung (Thermogenese) der Proteine dreimal so viel Energie wie die der Kohlenhydrate. Proteine sollten daher ab der Menopause 20 Prozent der täglichen Energiezufuhr ausmachen.

… UND KOHLENHYDRATZUFUHR VERMINDERN

Um Ihren Stoffwechsel anzuheizen und auf »Kalorien verbrennen« anstatt »Kalorien speichern« umzuprogrammieren, sollten Sie zudem die tägliche Kohlenhydratzufuhr begrenzen. Wissenschaftler aus Boston konnten das eindrucksvoll 2018 innerhalb einer Studie mit 164 Übergewichtigen zeigen (61). Für jeden Teilnehmer wurde der tägliche Kalorienbedarf anhand des Grundumsatzes und der körperlichen Aktivität berechnet. Bei bedarfsgerechter täglicher Kalorienaufnahme erhielt ein Drittel eine kohlenhydratreiche Ernährung, also einen Anteil von 60 Prozent an Kohlenhydraten. Bei einem weiteren Drittel waren es 40 Prozent und beim letzten Drittel 20 Prozent Kohlenhydrate. Die Proteinzufuhr war in allen drei Gruppen mit 20 Prozent gleich, entsprechend betrug die Energieaufnahme durch Fette 20, 40 und 60 Prozent. Der Kalorienverbrauch wurde bei allen Probanden alle zwei Wochen über 20 Wochen hinweg gemessen. Nach zehn Wochen wurden in der »Low carb«-Gruppe (20 Prozent Kohlenhydrate) pro Tag 300 bis 480 Kilokalorien mehr verbrannt. Zudem verlor diese Gruppe sogar etwas an Gewicht – und das ohne Kalorienrestriktion. Auch in der Gruppe mit einer Beschränkung der Kohlenhydrate auf 40 Prozent war der Energieumsatz mit rund 110 Kilokalorien pro Tag höher. Die Forscher konnten erstmals bestätigen, dass man durch eine Kohlenhydratbegrenzung den Energieumsatz ankurbeln und die Fettspeicherung reduzieren kann. Auch nach dem Abnehmen macht dieses Essverhalten Sinn: Eine Studie des renommierten »New England Journal of Medicine« kommt zu dem Ergebnis (62), dass man nach einer Gewichtsreduktion sein Gewicht am besten halten kann, wenn man den Proteinanteil des täglichen Energiebedarfs auf 25 Prozent erhöht und grundsätzlich Speisen mit einem niedrigen glykämischen Index (GI) zu sich nimmt. Dies ist eine sehr gute Strategie, um den Jo-Jo-Effekt zu verhindern. Am schlechtesten konnten Probanden ihr Gewicht nach einer Diät halten, wenn sie danach wenig Proteine (unter 13 Prozent) und Lebensmittel mit hohem GI gegessen hatten.

MUSKELN GEZIELT AUFBAUEN

Damit Sie Muskeln aufbauen bzw. dafür Sorge tragen, dass sie nicht abbauen, müssen sie durch Bewegung trainiert werden. Keine Sorge, dafür müssen Sie sich nicht gleich im Fitnessstudio anmelden. Es reicht aus, wenn Sie mehr Bewegung in den Alltag einbauen und beispielsweise am Tag 7.000 Schritte gehen. Hierbei helfen oftmals Bewegungstracker.

Sie mögen gerne Spinat? Eine Studie aus dem Jahr 2019 stellt fest (63): Popeye hatte recht. Das im Spinat enthaltene Pflanzenhormon Ecdysteron fördert substanziell das Muskelwachstum. Die Welt-Anti-Doping-Agentur, die diese Studie übrigens in Auftrag gegeben hat, diskutiert nun, ob diese Substanz auf die Liste »der im Sport verbotenen Substanzen« aufgenommen werden soll.

KNOCHEN STÄRKEN

Wenn Sie sich täglich bewegen, stärken Sie auch Ihre Knochen. Dies hilft, eine Osteoporose zu verhindern. Ausreichend Vitamin D und Kalzium sorgen dafür, dass unsere Knochen stabil bleiben.

Wer möchte schon gerne mit einem »Witwenbuckel« herumlaufen? Hierunter versteht man durch Osteoporose bedingte Wirbelkörperfrakturen, die neben Schmerzen zu einer Verkrümmung der Wirbelsäule führen. Ein Gramm Kalzium sollten Sie pro Tag zu sich nehmen, was problemlos machbar ist. Eine Scheibe Hartkäse wie Emmentaler enthält beispielsweise bereits ein Drittel des Tagesbedarfes. Wenn Sie zum Frühstück noch Joghurt oder Quark essen und auf ein Glas Milch pro Tag kommen, sind Sie ausreichend versorgt.

Wer keine Milchprodukte mag, kann den täglichen Kalziumbedarf auch über Mineralwasser decken. Hier müssen Sie allerdings genau hinschauen, denn nicht alle Erdquellen haben reichlich Kalzium. Ausreichend Vitamin D mit dem Essen aufzunehmen, ist schon schwieriger, mit dem Verzehr von ausreichend fettem Fisch aber machbar (siehe dazu auch Seite 185). Glücklicherweise kann Vitamin D auch durch genügend Sonneneinstrahlung in unserer Haut gebildet werden. Das funktioniert gut, wenn wir jung sind und uns auch in gewissem Maße der Sonne aussetzen. Mit zunehmendem Alter nimmt leider auch die Vitamin-D-Syntheseleistung der Haut ab. Frauen ab 50 sollten daher ihren Vitamin-D-Spiegel überprüfen lassen und falls nötig Vitamin D als Tablette einnehmen.

Auch unser Herz ist ein Muskel, der ebenfalls gerne mit Proteinen »gefüttert« wird. Gerade mit zunehmendem Alter ist es wichtig, dass Sie diesen zentralen Muskel durch ausreichend Proteine und Training gut behandeln und stärken. Denn ist unser Herz geschwächt, kann es Blut nicht mehr gut durch unsere Adern pumpen. Wassereinlagerungen (Ödeme) können die Folge sein, die dann das Gewicht erhöhen. Aufgrund der darin enthaltenen günstigen sekundären Pflanzenstoffe sollten Sie ab sofort vermehrt zu pflanzlichen Proteinen greifen.

FÜR GUTE VERDAUUNG SORGEN

Dieses Problem vieler Frauen kann sich in den Wechseljahren verstärken. Um den Darm in Schwung zu halten, brauchen Sie genügend Flüssigkeit. Wenn Sie gesund sind, sollten es mindestens zwei Liter am Tag sein – wenn Sie ins Schwitzen gekommen sind, entsprechend mehr. Wer das Trinken vergisst, kann sich durch einen Wecker oder eine Foodapp daran erinnern lassen. Bewegung ist das nächste Zauberwort für einen gut funktionierenden Darm. Wer den ganzen Tag auf dem Bürostuhl verbringt, muss durch Bewegung einen entsprechenden Ausgleich schaffen. Dieser Spruch bringt es auf den Punkt: Läuft der Mensch, so läuft auch die Verdauung. Dafür benötigen Sie ausreichend Ballaststoffe, damit Ihr Darm ordentlich etwas zu tun hat. Sie sorgen durch ihre Quellstoffe für Volumen, was auch die Darmentleerung wesentlich leichter macht. Das funktioniert aber nur, wenn ausreichend getrunken wird. Ballaststoffe haben viele weitere positive Effekte (siehe Seite 62). Probiotika in Form von Joghurt oder Joghurtdrinks können Ihrem Darm ebenso auf die Sprünge helfen.

Und wenn nichts hilft?

Wenn Sie trotz aller Bemühungen nicht oder nur sehr schwer an Gewicht verlieren, wenn Sie bei gleichem Lebensstil weiter und weiter zunehmen, wenn Sie Zeichen einer Vermännlichung bei sich feststellen (mehr Haarwuchs im Gesicht, dünneres Kopfhaar, Periodenstörungen) oder Hitzewallungen entwickeln, kann der Grund eine Insulinresistenz und ein Zuviel an Insulin (Hyperinsulinämie) sein. Mehr darüber siehe Seite 43.

Den Insulinspiegel zu senken und die Zellen wieder empfänglich für Insulin zu machen, gelingt durch eine Reduktion des Körpergewichtes. Besonders effektiv ist hierfür das Intervallfasten (siehe

Seite 163). Durch Auslassen einer Mahlzeit kommt es zu längeren Phasen mit niedrigeren Insulinspiegel, was die Fettverbrennung anheizt. Unsere Zellen zeigen außerdem eine von der Tageszeit abhängige Insulinempfindlichkeit: Am Morgen sind die Zellen empfindlicher für Insulin und abends entsprechend weniger empfänglich. Daher ist besonders effektiv, wenn man beim Intervallfasten das Abendessen weglässt und nur in der Zeit von acht Uhr morgens bis 16 Uhr nachmittags isst. Wenn Sie in dieser Zeit auf gesunde Lebensmittel setzen und Kohlenhydrate reduzieren (anstelle der etwa 50 Prozent Kohlenhydrate, lediglich einen Anteil von 40 Prozent oder noch weniger), durchbrechen Sie die Insulinresistenz. Der Effekt wird noch größer, wenn Sie auch Ihr Aktivitätslevel steigern. Interessanterweise haben Vegetarier besonders niedrige Insulinlevel. Wenn Sie sich ein Essen ohne Fleisch, zumindest zeitweise, vorstellen können, wäre dies auch eine effektive Maßnahme, den Insulinspiegel wieder zu normalisieren.

Was können Sie noch tun?

Wenn Sie sich wegen der Gewichtsreduktion in ärztliche Hände begeben, kann Sie Ihr Arzt zusätzlich mit Medikamenten unterstützen. Medikamente wie Metformin (Antidiabetikum), Diazoxid (Kaliumkanalöffner) oder Octreotid (Somatostatin-Analogon) hemmen die Insulinausschüttung, verbessern die Insulinresistenz und können helfen, die Pfunde purzeln zu lassen. Dies bedarf jedoch einer strengen Indikationsstellung, da mit Nebenwirkungen zu rechnen ist.

WAS IST MIT ALKOHOL UND RAUCHEN?

Sie wissen selbst: Am besten ist es, nicht zu rauchen und auch den Alkoholkonsum stark einzuschränken bzw. zu Beginn der Ernährungsumstellung ganz auf Alkohol zu verzichten. Er ist eine Kalorienbombe und kann den Fettabbau reduzieren. Trotzdem kommen viele davon nicht los. Nach neuesten medizinischen Erkenntnissen können Sie durch die richtige Ernährung die gesundheitlichen Risiken abmildern. Sie haben erfahren, wie unglaublich gesund die sogenannten sekundären Pflanzenstoffe wie die Flavonoide sind. Sie wirken vor allem antioxidativ, das bedeutet, dass sie Sauerstoffradikale abfangen, die unsere Zellen schädigen. Somit schützen sie unsere Gefäße und beugen der Gefäßverkalkung und Bluthochdruck vor. Neben Herz-Kreislauf-Erkrankungen kommen auch Krebserkrankungen seltener bei Menschen vor, die viel Obst und Gemüse essen.

Dänische und australische Forscher haben in einer 2019 veröffentlichten Studie (64) herausgefunden, dass Raucher und Menschen, die regelmäßig Alkohol trinken, in ganz besonderem Maß von den Flavonoiden profitieren. Sie haben dazu mehr als 56.000 Dänen im Alter von 52 bis 60 Jahren beobachtet und dabei ihre Ess-, Trink- und Rauchgewohnheiten analysiert. Sie stellten fest, dass die Schutzeffekte der sekundären Pflanzenstoffe bei den Menschen, die durch diese Gewohnheiten ein erhöhtes Risiko für Krebs- und Herz-Kreislauf-Erkrankungen haben, besonders hoch ausgeprägt sind. Am niedrigsten war das Erkrankungsrisiko bei den Personen, die etwa 500 Milligramm Flavonoide pro Tag gegessen haben. Wie Sie das schaffen? Dies können Sie leicht mit einer Tasse Tee, einem Apfel, einer Orange, einer Handvoll Blaubeeren und einer Portion Brokkoli erreichen.

Eine weitere Studie aus dem Jahr 2017 konnte zudem zeigen, dass sich die Lungenfunktion von Ex-Rauchern schneller erholt hat, wenn sie viel Gemüse und Obst gegessen haben (65). Daher sollten Sie sich die »5-am-Tag-Regel« unbedingt zu Herzen nehmen, insbesondere dann, wenn Sie ab und zu in Sachen Alkohol über die Stränge geschlagen oder geraucht haben. Zwei Portionen Obst und drei Portionen Gemüse (jeweils eine Handvoll, siehe Aktion »5 am Tag« der DGE) am Tag, dabei möglichst bunt und abwechslungsreich, ist ideal.

SO KAUFEN SIE SICH SCHLANK UND GESUND

Wenn wir das Einkaufsverhalten ändern, ändern wir auch unser Essverhalten. Denn wenn Sie überwiegend gesunde Sachen zuhause haben, kommen Sie nicht auf die Idee, eine Fertigpizza in den Ofen zu schieben (siehe unser »Tag für Tag leichter«-Kochbuch). Die Standardregel gilt immer noch: Nicht hungrig durch den Supermarkt tigern! Stress plus Hunger füllt den Einkaufswagen mit diversen Dingen, zu denen wir sonst nicht greifen würden.

Maßgeblich gesünder werden wir ab 2020 einkaufen können. Dann hilft uns der »Nutri-Score«, die Nährwerte eines Produktes auf einen Blick einschätzen zu können. Das Label besteht aus einer fünfstufigen Farbskala mit Buchstaben (A bis E), ziert die Vorderseite (!) der Produkte und gibt Angaben u.a. zu Fett, Zucker und Salz. »A« in Grün steht für die günstigste und »E« in Rot für die ungünstigste Nährwertbilanz. Bis die »Ampel«-Kennzeichnung auf allen Produkten prangt, können Sie bei der Verbraucherzentrale (www. verbraucherzentrale.de) mithilfe eines kleinen Nährwertkärtchens Zuckerbomben und Fettfallen entlarven.

Und ebenfalls in Planung für 2020: eine staatliche Tierwohlkennzeichnung. 13 Kriterien geben Informationen zu Stallplatz, Säugephase, Tränkwasser und Transport zum Schlachthof der Tiere. So kann jeder selbst entscheiden, ob er für bessere Haltungsbedingungen nicht auch mehr Geld ausgeben möchte. Dies wäre ein wünschenswerter Umstand.

»JUTE STATT PLASTIK«

Dies war bereits das Credo der Siebziger Jahre. Heute sind die Ausmaße der Plastikverseuchung unserer Umwelt, insbesondere der Weltmeere, auf dem Höhepunkt. Erste politische Maßnahmen in der EU zur Verringerung der Plastikverseuchung sind beschlossen und ab 2021 herrscht für Einweggeschirr, Trinkhalme und Wattestäbchen mit Kunststoffgehalt ein Handelsverbot – mit Recht. Aber reicht dies aus? Aus Makroplastik wird Mikroplastik und diese kleinen Teilchen mit einer Größe von 50 bis 500 Mikrometern erreichen den Menschen beispielsweise über die Nahrung. Über die gesundheitlichen Auswirkungen von Mikroplastik im Menschen ist noch wenig bekannt. Dies ist Gegenstand vieler Forschungsprojekte. Einiges weiß man jedoch schon: BPA (Bisphenol A) hat eine stark gesundheitsbeeinträchtigende Wirkung (siehe ab Seite 82). In der EU ist BPA daher seit 2011 in Babyflaschen verboten. Als Ersatzstoffe wurden daher die Chemikalien BPS (Bisphenol S) und BPF (Bisphenol F) eingesetzt. Laut amerikanischer Forscher sind diese Ersatzstoffe ebenfalls schädlich. BPA, BPS und BPF befinden sich in vielen Plastikgegenständen unseres Alltags, von Plastikflaschen bis hin zu Plastikverpackungen. Viele Länder denken über ein generelles Verbot dieser Chemikalien nach.

Deshalb gilt: Keine in Plastik verpackten Lebensmittel und keine Getränke aus Plastikflaschen. Eine aktuelle Veröffentlichung des Bundesinstitutes für Risikobewertung hat bewährten Küchenhelfern aus Plastik wie Kochlöffeln oder Pfannenwendern eine gesundheitsschädliche Wirkung attestiert. Leber und Schilddrüse können durch die Chemikalien (PA6 und PA6,6) geschädigt werden, besonders bei der Erhitzung auf über 70 Grad. Utensilien aus Holz sind die gesunde Alternative und hygienischer, weil sie durch die in diesen enthaltenen Polyphenole antibakteriell wirken.

DIE 15 GOLDENEN »TAG FÜR TAG LEICHTER«-REGELN

Mit unseren 15 goldenen »Tag für Tag leichter«-Regeln möchten wir es Ihnen so einfach wie möglich machen. Hier haben Sie alle wichtigen Aspekte auf einen Blick und können immer wieder nachschlagen. Sie gehören zu den Frauen, denen eine Analyse des Kaloriengehalts von Lebensmitteln oder Mahlzeiten zu kompliziert ist? Dann finden Sie hier einen Quickstarter-Guide, der Sie sanft, aber zielgerichtet zu einem intuitiven Essverhalten führt.

1) **Timing ist alles:** Essen Sie möglichst drei gesunde Mahlzeiten pro Tag. Wenn es aufgrund von Intervallfasten nur zwei Speisen sind – auch gut. Nehmen Sie dann abends oder morgens an den Mahlzeiten mit Partner, Freunden oder Familie teil, auch wenn Sie lediglich eine klare Suppe oder einen ungesüßten Tee vor sich haben. Zwischen den Gerichten sollten mindestens vier, wenn nicht sechs Stunden liegen, sprich: Keine Snacks zwischendurch. Wenn Sie den Geschmack von Süßem nach einer herzhaften Mahlzeit für Ihr Wohlbefinden benötigen, greifen Sie direkt danach zu etwas Obst mit Magerquark und einigen Nusskernen. Zwischen Abendessen und Frühstück liegen idealerweise zwölf Stunden. Geben Sie während der Esspause Ihrem Darm die Zeit, sein Putzprogramm auszuführen!

2) **Auf Mischkost setzen:** Die Hälfte Ihres Tellers sollte aus Gemüse bestehen. Etwa ein weiteres Viertel aus Fisch, Eiern, Milchprodukten oder Fleisch. Diese proteinhaltigen Lebensmittel sorgen dafür, dass Sie lange satt bleiben. Hülsenfrüchte wie Kichererbsen, Erbsen oder Linsen liefern wertvolles pflanzliches Protein. Das übrige Viertel auf Ihrem Teller können Sie mit Beilagen wie Kartoffeln, Reis oder Nudeln füllen. Wählen Sie dabei immer die Vollkornvariante. Achten Sie bei

der Wahl der Fette auf die richtige Qualität (siehe Seite 44). Verzichten Sie möglichst auf alle Fette, die beim Erkalten hart und weiß werden.

3) **Clever satt werden:** Wenn Sie gewohnt sind, größere Mengen zu essen, beginnen Sie das Mittag- oder Abendessen mit einem Salat aus Gemüse (also keinen Nudel-, Kartoffel- oder Wurstsalat) oder einer klaren Suppe, im Optimalfall mit Gemüseeinlage. Warten Sie nach dieser Vorspeise möglichst 15 bis 20 Minuten, bis Sie mit dem Hauptgericht (Proteine! Ballaststoffe!) weitermachen. Durch den eintretenden Sättigungseffekt essen Sie automatisch weniger zum Hauptgang. Auch ein großes Glas Wasser vor der Mahlzeit zu trinken ist sehr hilfreich.

4) **Selbst kochen:** Essen Sie keine Fertiggerichte. Sie enthalten durchschnittlich viel mehr Kalorien durch versteckte Fette und Zucker im Vergleich zu selbst zubereiteten Rezepten. Im »Tag für Tag leichter«-Kochbuch stellen wir Ihnen Lieblingsgerichte wie Pizza und Lasagne vor, die wir mit einigen Tricks zu gesunden Gerichten gezaubert haben. Wenn Sie selbst kochen, wissen Sie auch immer, was in Ihrem Essen drinsteckt! Überprüfen Sie alle Lebensmittel, die Sie kaufen, auf ihren Zucker- und Salzgehalt und die Zusammensetzung der Fette.

5) **Mehr Ballaststoffe:** Ideal sind 30 Gramm Ballaststoffe pro Tag. Sie sind besonders in Vollkornprodukten, Obst und Gemüse enthalten, machen lange satt und regulieren die Verdauung. Sie füttern so zudem Ihre Darmbakterien. Unser Körper muss mehr Energie aufwenden, um die Nahrung aufzuschlüsseln. Und diese Lebensmittel enthalten viele Mineralien und Vitamine. Die Empfehlung der Deutschen Gesellschaft für Ernährung (DGE) lautet: Täglich mindestens fünf Handvoll

Obst und Gemüse (zwei Portionen Obst und drei Portionen Gemüse). Beim Obst auf zuckerarme Sorten achten.

6) **Regionale und saisonale Produkte bevorzugen:** Wenn Sie auf naturbelassene Produkte setzen und mit Ihrer Region und den Jahreszeiten leben, garantiert Ihnen das nicht nur eine Vielseitigkeit und Vielfalt an Vitaminen, sondern Sie tun auch etwas für eine gute Ökobilanz.

7) **Kein Alkohol:** Verzichten Sie in der Anfangsphase der Ernährungsumstellung ganz auf Alkohol. Er hat relativ viele Kalorien und wirkt zudem auch appetitanregend. Danach können Sie sich ein Gläschen Wein oder Bier pro Woche gönnen.

8) **Viel und richtig trinken:** Trinken Sie vor allem Wasser und ungezuckerte Tees. Streichen Sie zuckerhaltige Getränke wie Limonaden von Ihrem Speiseplan. Ein kleines Glas frischer gepresster Orangensaft zum Frühstück ist okay. Empfehlenswert sind etwa zwei Liter Flüssigkeit pro Tag. Wasser immer frisch zapfen oder in den Kühlschrank stellen. Wer mag, kann es mit Zitrone, Ingwer oder Kräuterstielen aromatisieren.

9) **Bewusst genießen:** Setzen Sie sich zum Essen an den Tisch und futtern Sie keinesfalls unterwegs in Eile oder wahllos abends vor dem Fernseher. Kauen Sie nach Möglichkeit jeden Bissen etwa 20-mal. Gut gekautes Essen macht länger satt, wird besser verdaut und lässt den Blutzuckerspiegel langsamer ansteigen. Und ganz wichtig: Genießen Sie auch dann achtsam und ohne Reue, wenn Sie hin und wieder nicht ganz so gesund essen.

10) **Weg mit der Waage:** In den ersten Wochen Ihrer Ernährungsumstellung oder wenn Sie mehrere Kilogramm abnehmen wollen, benötigen Sie eine Waage zur Gewichtskontrolle. Ansonsten reicht der Hosenbund-Check und Ihr Körpergefühl.

11) Tägliche Bewegung: Bewegen Sie sich mindestens 30 Minuten am Tag. Wie Sie wissen: keine Rolltreppe, kein Fahrstuhl. Nehmen Sie das Rad statt den Bus. Integrieren Sie Bewegung in Ihren Alltag. Gehen Sie Ihren Tagesablauf durch, wann dies möglich ist, und erweitern Sie Ihr Bewegungspensum. On top suchen Sie sich mindestens eine Sportart, die Sie gerne (!) zu festen Zeiten etwa zwei- bis dreimal pro Woche machen.

12) Gewohnheiten ändern: Essen Sie nur noch einen Teller vom Hauptgericht. So vermeiden Sie, Reste am Herd oder von Familienmitgliedern zu sich zu nehmen. Diese kommen in Kühl- oder Gefrierschrank. Für Heißhunger gilt: Haben Sie gute Aktivitäten parat, anstatt aus Frust oder Stress zu essen.

13) Clever essen außer Haus: Scannen Sie die Speisekarte nach gesunden Gerichten, die aus gesunder Mischkost und Ballaststoffen bestehen. Ersetzen Sie den Brotkorb durch Suppe oder Salat, das Dessert durch Kaffee oder Obst. Am Buffet greifen Sie zu normalgroßen Portionen.

14) Guter Schlaf: Schlafen Sie ausreichend und entsprechend Ihres Chronotyps. Achten Sie auf eine gute Schlafhygiene. Eine gute Verdunkelung, Belüftung und der Verzicht aufs Smartphone oder Fernsehen im Bett sind wichtige Wegbereiter für eine gute Nachtruhe. Schöne Bettwäsche, geeignetes Bettzeug und eine gute Matratze sorgen für eine optimale Atmosphäre.

15) Alltag entstressen: Achten Sie tagsüber auf Entspannung. Schon Minipausen wirken Wunder. Das kann der kleine Spaziergang nach der Mittagspause oder eine Tasse Lieblingstee sein, die Sie für sich trinken – und zwar besonders dann, wenn es stressig ist. Beginnen und beschließen Sie Ihren Tag mit einem kleinen Ritual. Ein Beispiel könnte sein, sich jeden Tag vor Augen zu führen, wofür Sie dankbar sein können.

NACHWORT

Vieles wird sich in Zukunft ändern. Durch neue gesetzliche Vorgaben (»Nutri-Score«, staatliche Tierwohlkennzeichnung) wird es für uns alle einfacher sein, sich in Sachen Ernährung zu orientieren. Das Labeln ist nur ein Anfang. Politik und Gesellschaft werden aufmerksamer, wie Lebensmittel produziert werden und welchen Nährwert sie wirklich haben und ob bei der Lebensmittelproduktion Tierschutz und Umweltfreundlichkeit berücksichtigt werden. Die laut einer Forsa-Umfrage rund 42 Millionen Teilzeitvegetarier in Deutschland verzichten an mindestens drei Tagen pro Woche auf Fleisch, weil sie neben der eigenen Gesundheit auch die Umwelt und den Klimaschutz im Auge haben.

Wissenschaftler forschen derzeit an Programmen und entwickeln Apps, die für jeden Menschen den idealen Ernährungsplan erstellen. Dies ist ein Fazit aus der Erkenntnis, dass alle Menschen unterschiedlich auf Nahrungsmittel reagieren und im Laufe des Lebens sich die Ernährungsweise manchmal verändern muss – wie beispielsweise bei Schwangerschaft oder in den Wechseljahren. Auch wenn es um Krankheiten geht, wird die individuelle Ernährung immer bedeutsamer. Essen wird nicht umsonst häufig als Medizin bezeichnet. Viele Erkrankungen wie Demenz und Depressionen lassen sich auf diese Weise günstig beeinflussen.

In unserem Buch haben wir neueste wissenschaftliche Erkenntnisse für Sie in den Alltag übersetzt, Ihnen Zusammenhänge zwischen Ernährung und dem weiblichen Körper aufgezeigt und viele Tricks und mögliche Stellschrauben für ein effektives Gewichtsmanagement mit auf den Weg gegeben. Was uns wichtig dabei ist: Sie entscheiden, wie Sie sich ernähren, welches Wissen aus dem Buch Sie nutzen, welchen Tipp Sie ausprobieren möchten. Und dann beobachten Sie: Tut es mir, tut es meinem Körper gut? Die

Fähigkeit, intuitiv zu wissen, was uns gut und gesund nährt, ist gerade deshalb so wichtig, da uns beständig eine Flut von Neuigkeiten über Nahrungsmittel erreichen wird und wir versucht sind, unser Ernährungsverhalten daran anzupassen. Sie können einen neuen Foodtrend, eine neue Ernährungsweise und neue Lebensmittel ausprobieren. Schauen Sie jedoch genau hin, wie diese auf die lange Strecke auf Sie wirken. Und checken Sie bitte unbedingt die Fakten, denn nicht jeder neue Trend ist gesund. Informieren Sie sich anhand seriöser Quellen, zum Beispiel bei der Deutschen Gesellschaft für Ernährung (DGE) oder bei Verbraucherzentralen, siehe Seite 219. Auch beim nächsten Arztbesuch können Sie erfragen, was Sie davon wirklich Ihrer Gesundheit einen Schritt näher bringt. Viele Ärzte aus allen Fachrichtungen nehmen mittlerweile die Option von Weiterbildungen in diesem Gebiet wahr, da die Ernährung für jedes medizinische Fachgebiet eine wichtige Rolle spielt. Ärzte und Ernährungsberater können Sie unterstützen und Ihnen einen individuellen Plan erstellen.

Durchführen muss ihn jedoch jede von Ihnen in Eigenverantwortlichkeit selbst. Und dazu gehört unserer Ansicht auch: Sehen Sie Essen als nährenden Faktor für Körper und Geist an. Schaffen Sie sich mit Frühstück, Mittag- und Abendessen drei köstlich-schöne Momente am Tag. Gestalten Sie diese wann und wo es Ihnen guttut. Auch wenn Sie Mahlzeiten auslassen: Ersetzen Sie die Speise durch eine schöne Tasse Tee, um für sich einen Moment des Innehaltens oder in der Familie das Essensritual beizubehalten.

Auch wenn Sie hin und wieder nicht ganz so gesund essen, weil eine Verlockung auf Sie wartet, dann genießen Sie sie ohne Reue. Kümmern Sie sich um sich und Ihren Körper. Aber nicht als strenge Lehrmeisterin. Seien Sie Ihr eigener Gesundheitscoach – mit viel Wohlwollen sich selbst gegenüber.

215

QUELLEN

(1) Afshin A, Sur PJ, Fay KA et al. (2019) Health effects of dietary risks in 195 countries, 1990–2017: a systematic analysis for the Global Burden of Disease Study 2017. Lancet VOLUME 393, ISSUE 10184, P1958-1972.

(2) Li J., Lu YP, Tsuprykov O et al. (2018) Diabetologia 61: 1862.

(3) NYU Langone Health / NYU School of Medicine (2019) Anti-starvation trick that saved our ancestors may underlie obesity epidemic. ScienceDaily.

(4) Sun Y, Liu B, Snetselaar LG et al. (2019) Association of Normal-Weight Central Obesity with All-Cause and Cause-Specific Mortality Among Postmenopausal Women. JAMA Netw Open. 2(7):e197337.

(5) Quatela A, Callister, R, Patterson, A, MacDonald-Wicks, L. (2016) The Energy Content and Composition of Meals Consumed after an Overnight Fast and Their Effects on Diet Induced Thermogenesis: A Systematic Review, Meta-Analyses and Meta-Regressions. Nutrients;8, 670.

(6) Karl JP, Meydani M, Barnett JP et al. (2017) Substituting whole grains for refined grains in a 6-wk randomized trial favorably affects energy-balance metrics in healthy men and postmenopausal women. The American Journal of Clinical Nutrition, Volume 105, Issue 3, 589–599.

(7) Han W, Tellez LA, Perkins MH et al. (2018) A Neural Circuit for Gut-Induced Reward. Cell;175(3):665-678.e23.

(8) Leitão-Gonçalves R, Carvalho-Santos Z, Francisco AP et al. (2017) Commensal bacteria and essential amino acids control food choice behavior and reproduction PLOS Biology 15(4): e2000862.

(9) Depommier C, Everard A, Druart C. et al. (2019) Supplementation with Akkermansia muciniphila in overweight and obese human volunteers: a proof-of-concept exploratory study. Nat Med 25, 1096–1103 2.

(10) Thingholm LB, Rühlemann MC, Koch M et al (2019) Obese Individuals with and without Type 2 Diabetes Show Different Gut Microbial Functional Capacity and Composition, Cell Host & Microbe, Vol 26, Issue 2, 252-264.e10.

(11) Mata J, Richter D, Schneider T, Hertwig R (2018) How cohabitation, marriage, separation, and divorce influence BMI: A prospective panel study. Health Psychology, Vol 37 (10) 948-958.

(12) Brandts, Lloyd et al. (2019) Female reproductive factors and the likelihood of reaching the age of 90 years. The Netherlands Cohort Study. Maturitas, Vol 125, 70-80.

(13) Koch CE, Lowe C, Pretz D et al. (2014) High-Fat Diet Induces Leptin Resistance in Leptin-Deficient Mice. Journal of Neuroendocrinology, 26: 58–67.

(14) Pfuhlmann K. et al. (2018) Celastrol induced weight loss is driven by hypophagia and independent from UCP1. Diabetes. 67(11):2456-2465.

(15) Meyhöfer S, Wilms B, Oster H. et al. (2019) Bedeutung des zirkadianen Schlafrhythmus für den Energiestoffwechsel. Internist 60: 122.

(16) Park YM, White AJ, Jackson CL, Weinberg CR, Sandler DP (2019) Association of Exposure to Artificial Light at Night While Sleeping With Risk of Obesity in Women. JAMA Intern Med. 179(8):1061–1071.

(17) Masís-Vargas A, Hicks D, Kalsbeek A et al. (2019) Blue light at night acutely impairs glucose tolerance and increases sugar intake in the diurnal rodent Arvicanthis ansorgei in a sex-dependent manner. Physiol Rep, 7 (20), e14257, 10.14814/phy2.14257

(18) Arner P, Bernard S, Appelsved L et al. (2019) Adipose lipid turnover and long-term changes in body weight. Nature Medicine, 25 (9): 1385

(19) Wölnerhanssen BK, Moran AW, Burdyga G et al. (2017) Deregulation of transcription factors controlling intestinal epithelial cell differentiation; a predisposing factor for reduced enteroendocrine cell number in morbidly obese individuals. Sci Rep 7, 8174

(20) Jacobson MH, Woodward M, Bao W et al. (2019) Urinary Bisphenols and Obesity Prevalence Among US Children and Adolescents. J Endocr Soc.;3(9):1715-1726

(21) LifeCycle Project-Maternal Obesity and Childhood Outcomes Study Group (2019)

Association of Gestational Weight Gain with Adverse Maternal and Infant Outcomes. JAMA. 321(17):1702-1715.

(22) Farland LV, Eliassen AH, Tamimi RM A et al. (2017) History of breast feeding and risk of incident endometriosis: prospective cohort study BMJ 358 :j3778.

(23) Snyder GG, Holzman C, Sun T et al. (2019) Breastfeeding Greater Than 6 Months Is Associated with Smaller Maternal Waist Circumference Up to One Decade After Delivery, Journal of Women's HealthVol. 28, No. 4.

(24) Manson JE, Kaunitz AM et al. (2016) Menopause management – Getting clinical care back on track. N Engl J Med 374: 803–6.

(25) Schmidt M, Arjomand-Wölkart K, Birkhäuser MH et al. (2016) Soja-Isoflavone als erstes Mittel der Wahl gegen vasomotorische Beschwerden Internationales Konsensuspapier. FRAUENARZT. 57 Nr. 5.

(26) Liu Y, LI J, Wang T et al. (2017) The effect of genistein on glucose control and insulin sensitivity in postmenopausal women: a meta-analysis. Maturitas 97:44-52.

(27) Glisic M, Kastrati N, Musa J et al. (2018) Phytoestrogen supplementation and body composition in postmenopausal women: A systematic review and meta-analysis of randomized controlled trials. Maturitas 115: 74-83.

(28) Domecq JP, Prutsky G, Leppin A et al. (2015) Drugs Commonly Associated with Weight Change: A Systematic Review and Meta-analysis, The Journal of Clinical Endocrinology & Metabolism, Volume 100, Issue 2, 363-370.

(29) Shungin D, Winkler T, Croteau-Chonka D. et al. (2015) New genetic loci link adipose and insulin biology to body fat distribution. Nature 518, 187-196.

Locke A, Kahali B, Berndt S et al. (2015) Genetic studies of body mass index yield new insights for obesity biology. Nature 518, 197-206.

(30) Brandkvist M, Bjørngaard JH, Ødegård RA et al (2019) Quantifying the impact of genes on body mass index during the obesity epidemic: longitudinal findings from the HUNT Study. BMJ;366:l4067

(31) Khera AV, Chaffin M, Wade KH et al. (2019) Polygenic Prediction of Weight and Obesity Trajectories from Birth to Adulthood. Cell 177(3), 587-596.

(32) Vågerö D, Pinger PR, Aronsson V et al. (2018) Paternal grandfather's access to food predicts all-cause and cancer mortality in grandsons. Nat Commun 9, 5124.

(33) Wang T, Yoriko H, Dianjianyi S et al (2018) Improving adherence to healthy dietary patterns, genetic risk, and long term weight gain: gene-diet interaction analysis in two prospective cohort studies. BMJ;360:j5644.

(34) Mantantzis K, Schlaghecken F, Sünram-Lea S, Maylor E et al. (2019) Sugar rush or sugar crash? A meta-analysis of carbohydrate effects on mood, Neuroscience & Biobehavioral Reviews, Volume 101:45-67.

(35) Di Feliceantonio AG, Coppin G, Tittgemeyer M et al. (2018). Supra-Additive Effects of Combining Fat and Carbohydrate on Food Reward. Cell Metab28, 33-44 e33.

(36) Thanarajah SE, Backes H, Di Feliceantonio AG et al (2019) Food Intake Recruits Orosensory and Post-ingestive Dopaminergic Circuits to Affect Eating Desire in Humans; Cell Metab29,695-706.

(37) Wardzinski EK, Kistenmacher A, Melchert UH et al. (2018) Impaired brain energy gain upon a glucose load in obesity. Metabolism, Vol 85, 90-96.

(38) MacCormack JK, Lindquist, KA (2019). Feeling hangry? When hunger is conceptualized as emotion. Emotion, 19(2), 301–319.

(39) Speed MS, Jefsen OH, Børglum AD et al. (2019) Investigating the association between body fat and depression via Mendelian randomization Translational Psychiatry, 9:184.

(40) Muttarak R. (2018) Normalization of Plus Size and the Danger of Unseen Overweight and Obesity in England. Obesity, 26: 1125-1129.

(41) Robinson E, Kersbergen I (2016) Overweight or About Right? A Norm Comparison Explanation of Perceived Weight Status: Perceptions of weight status. Overweight or about right? A norm comparison explanation of perceived weight status. Obesity Science & Practice, 3: 36–43.

(42) Robinson E, Sutin AR (2017). Parents' Perceptions of Their Children as Overweight and Children's Weight Concerns and Weight Gain. Psychological Science, 28(3), 320–329.

(43) Götz M, Mendel C (2015) Der Gedanke, „zu dick zu sein", und Germany's Next Topmodel. Eine repräsentative Studie mit 6- bis 19-Jährigen. TeleviZIon, 28/2015/1, 54-57.

(44) Watso HJ, Yilmaz Z, Thornton LM et al. (2019) Genome-wide association study identifies eight risk loci and implicates metabo-psychiatric origins for anorexia nervosa. Nat Genet 51, 1207–1214.

(45) Breithaupt L, Köhler-Forsberg O, Larsen JT et al. (2019) Association of Exposure to Infections in Childhood With Risk of Eating Disorders in Adolescent Girls. JAMA Psychiatry, 76(8):800–809.

(46) https://www.aerztezeitung.de/Medizin/Salzersatz-senkte-den-Blutdruck-einer-ganzen-Region-401281.html

(47) Azad MB, Abou-Setta AM, Chauhan BF et al (2017) Nonnutritive sweeteners and cardiometabolic health: a systematic review and meta-analysis of randomized controlled trials and prospective cohort studies CMAJ, 189 (28) E929-E939.

(48) Rummo PE, Elbel B. (2019) Using Multiple Financial Incentive Structures to Promote Sustainable Changes in Health Behaviors. JAMA Netw Open 2(8):e199859.

(49) Wilhelmi de Toledo F, Grundler F, Bergouignan A, Michalsen A et al. (2019) Safety, health improvement and well-being during a 4 to 21-day fasting period in an observational study including 1422 subjects. PLoS ONE 14(1): e0209353.

(50) Michalsen A, Hoffmann B, Dobos GV (2005) The Journal of Alternative and Complementary Medicine. J Altern Complement Med. (4):601-7.

(51) Hansen AL, Dahl L, Olson G et al. (2014) Fish Consumption, Sleep, Daily Functioning, and Heart Rate Variability. J Clin Sleep Med. 10(5): 567–575.

(52) Edinburgh RM, Bradley HE, Abdullah NF et al (2019) Lipid metabolism links nutrient-exercise timing to insulin sensitivity in men classified as overweight or obese, The Journal of Clinical Endocrinology & Metabolism, dgz104.

(53) Stamatakis E, Gale J, Baumann A et al. (2019) Sitting Time, Physical Activity, and Risk of Mortality in Adults Author links open overlay panel, Journal of the American College of Cardiology, dgz104.

(54) Blumenthal JA, Babyak MA, Moore KA, et al. (1999) Effects of Exercise Training on Older Patients With Major Depression. Arch Intern Med.;159(19):2349-2356.

(55) Safarinejad MR et al. (2009) Efficacy of selenium and/or N-acetyl-cysteine for improving semen parameters in infertile men: a double-blind, placebo controlled, randomized study, J Urol 181(2):741-751.

(56) Legro RS, Dodson WC, Kris-Etherton PM et al. (2015) Randomized Controlled Trial of Preconception Interventions in Infertile Women with Polycystic Ovary Syndrome. The Journal of Clinical Endocrinology & Metabolism, Vol100, Issue 11, 4048-4058.

(57) Karayiannis D, Kontogianni MD, Mendorou C et al. (2018) Adherence to the Mediterranean diet and IVF success rate among non-obese women attempting fertility. Human Reproduction, Vol 33, Issue 3, 494–502.

(58) Banaszewska B, Wrotyńska-Barczyńska J, Spaczynski RS et al. (2016) Effects of Resveratrol on Polycystic Ovary Syndrome: A Double-blind, Randomized, Placebo-controlled Trial. The Journal of Clinical Endocrinology & Metabolism, Vol 101, Issue 11, 4322-4328.

(59) Cassidy A, Franz M, Rimm EB et al. (2016) Dietary flavonoid intake and incidence of erectile dysfunction. The American Journal of Clinical Nutrition, Vol 103, Issue 2, Pages 534-541.

(60) Shadyab AH, Macera CA, Shaffer RA, et al. (2017) Ages at menarche and menopause and reproductive lifespan as predictors of exceptional longevity in women: the Women's Health Initiative. Menopause. 24(1):35-44.

(61) Ebbeling CB, Feldman HA, Klein GL et al. (2018) Effects of a low carbohydrate diet on energy expenditure during weight loss maintenance: randomized trial, BMJ, 363 :k4583.

(62) Larsen TM, Dalskov SM, van Baak M et al. (2010) Diets with high or low protein content

218

and glycemic index for weight-loss maintenance.; Diet, Obesity, and Genes (Diogenes) Project. N Engl J Med.;363(22):2102-13.

(63) Isenmann E, Ambrosio G, Joseph JF (2019) Ecdysteroids as non-conventional anabolic agent: performance enhancement by ecdysterone supplementation in humans Archives of Toxicology, Vol 93, Issue 7, 1807-1816.

(64) Bondonno NP, Dalgaard F, Kyrø C, Murray K et al. (2019) Flavonoid intake is associated with lower mortality in the Danish Diet Cancer and Health Cohort. Nat Commun. 10(1):3651.

(65) Garcia-Larsen V, Potts JF, Omenaas E, et al. (2017) Dietary antioxidants and 10-year lung function decline in adults from the ECRHS survey. Eur Respir J; 50: 1602286.

BÜCHER & LINKS, DIE WEITERHELFEN

BUCH DER AUTORINNEN

Kiechle, Marion und Gorkow, Julie: **Tag für Tag jünger: Alles über die erstaunlichen Fähigkeiten unserer Zellen.** Heyne

WEITERE EMPFEHLENSWERTE BÜCHER

Teilweise sind diese sehr lesenswerten Publikationen zum Thema vergriffen, aber immer noch antiquarisch oder gebraucht erhältlich.

Fleck, Anne: **Schlank! Und gesund mit der Doc Fleck Methode.** Becker Joest Volk

Gröber, Uwe: **Gesund mit Vitamin D. Wie das Sonnenhormon hilft und schützt.** Südwest

Huber, Johannes und Gregor, Elisa: **Die Kraft der Hormone.** Knaur

Kast, Bas: **Der Ernährungskompass: Das Fazit aller ernährungswissenschaftlichen Studien zum Thema Ernährung. Mit den 12 wichtigsten Regeln der gesunden Ernährung.** C. Bertelsmann

Kleine-Gunk, Bernd: **Das Frauen-Hormone-Buch.** Trias

Meyer, Emeran: **Das zweite Gehirn: Wie der Darm unsere Stimmung, unsere Entscheidung und unser Wohlbefinden beeinflusst.** Riva

Montaigne, Michel de: **Von der Kunst, das Leben zu lieben.** Die Andere Bibliothek

Riedl, Matthias et al: **Die Ernährung-Docs – gute Verdauung. Die besten Ernährungsstrategien bei Reizdarm, Zöliakie, Morbus Crohn und Co.** ZS Verlag

HILFREICHE LINKS

www.bzfe.de

www.bzga.de

www.de.smartbmicalculator.com

www.dge.de

www.gesund-ins-leben.de

www.verbraucherzentrale.de

REGISTER

VITAE

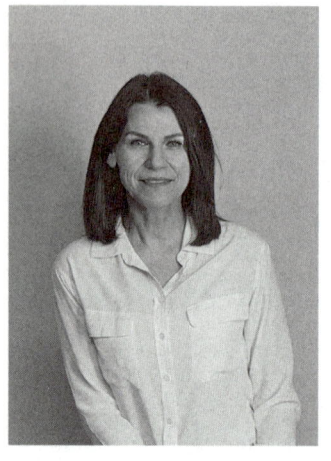

PROF. DR. MED. MARION KIECHLE

Prof. Dr. med. Marion Kiechle gilt als absolute Koryphäe in der Frauenheilkunde. Seit 2000 ist sie Inhaberin des Lehrstuhls für Frauenheilkunde und Geburtshilfe an der Technischen Universität München und Direktorin der Frauenklinik am Münchner Universitätsklinikum Rechts der Isar.

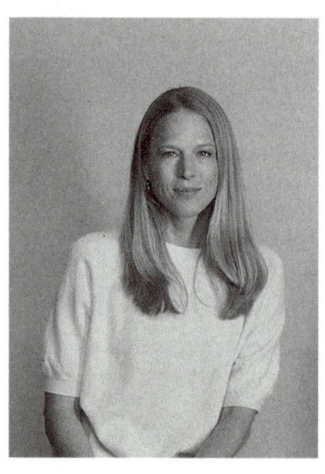

JULIE GORKOW

Julie Gorkow ist als Journalistin tätig und spezialisiert auf den Bereich Beauty & Gesundheit. Nach Stationen u.a. bei Bunte, Freundin, Amica, Myself, GQ und Harper's Bazaar hat sie sich auch als freie Autorin in den letzten Jahren einen Namen gemacht.

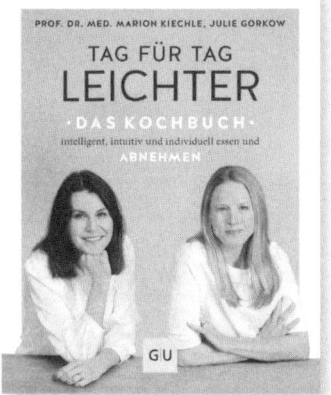
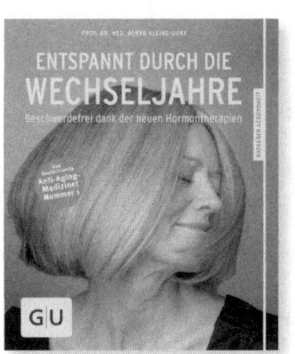
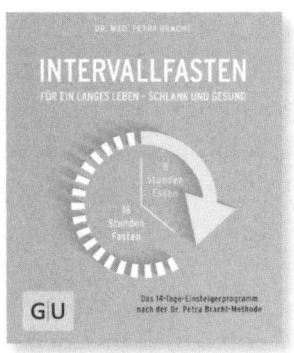
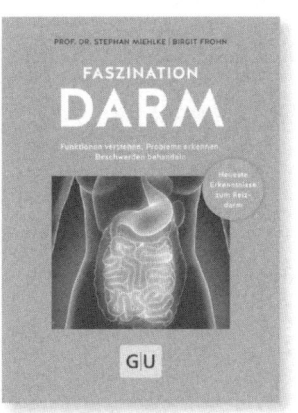
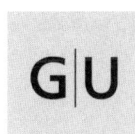

IMPRESSUM

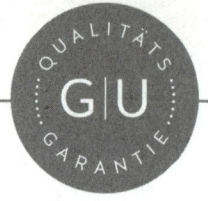

Projektleitung: Monika Rolle,
Eva Dotterweich

Lektorat: Eva Dotterweich

Umschlaggestaltung: independent
Medien-Design, Horst Moser, München

Innenlayout: KONTRASTE – Graphische
Produktion

Herstellung: Petra Roth

Satz: Reemers Publishing Services GmbH

Reproduktion Inhalt:
Repro Ludwig, Zell am See

Reproduktion Umschlag:
Longo AG, Bozen

Druck und Bindung: CPI BOOKS, Ulm

ISBN 978-3-8338-7330-0

1. Auflage 2020

LIEBE LESERINNEN UND LESER,
wir wollen Ihnen mit diesem Buch Informationen und
Anregungen geben, um Ihnen das Leben zu erleich-
tern oder Sie zu inspirieren, Neues auszuprobieren.
Wir achten bei der Erstellung unserer Bücher auf
Aktualität und stellen höchste Ansprüche an Inhalt und
Gestaltung. Alle Anleitungen und Rezepte werden von
unseren Autoren, jeweils Experten auf ihren Gebieten,
gewissenhaft erstellt und von unseren Redakteuren/
innen mit größter Sorgfalt ausgewählt und geprüft.
  Haben wir Ihre Erwartungen erfüllt? Sind Sie mit diesem Buch und seinen Inhalten zufrieden? Haben Sie
weitere Fragen zu diesem Thema? Wir freuen uns auf
Ihre Rückmeldung, auf Lob, Kritik und Anregungen,
damit wir für Sie immer besser werden können. Und
wir freuen uns, wenn Sie diesen Titel weiterempfehlen,
in Ihrem Freundeskreis oder bei Ihrem online-Kauf.
  Sollten wir Ihre Erwartungen so gar nicht erfüllt
haben, tauschen wir Ihnen Ihr Buch jederzeit gegen
ein gleichwertiges zum gleichen oder ähnlichen
Thema um.

KONTAKT
GRÄFE UND UNZER VERLAG
Leserservice
Postfach 86 03 13
81630 München
E-Mail: leserservice@graefe-und-unzer.de
Telefon: 00800 / 72 37 33 33*
Telefax: 00800 / 50 12 05 44*
Mo–Do: 9.00–17.00 Uhr
Fr: 9.00–16.00 Uhr (*gebührenfrei in D,A,CH)

Bildnachweis
Foto Cover und S. 222: Simon Koy

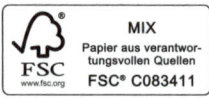

GRÄFE
UND
UNZER

Ein Unternehmen der
GANSKE VERLAGSGRUPPE

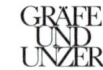 www.facebook.com/gu.verlag

Wichtiger Hinweis
Die Informationen in diesem Buch stellen die Erfahrung und die Meinung der
Autorinnen dar. Sie wurden von ihnen nach bestem Wissen erstellt und mit
größtmöglicher Sorgfalt geprüft. Sie bieten jedoch keinen Ersatz für persönlichen
kompetenten medizinischen Rat. Weder die Autorinnen noch der Verlag können
für eventuelle Nachteile oder Schäden, die aus den im Buch gegebenen praktischen
Hinweisen resultieren, eine Haftung übernehmen.